〔新装版〕

トラウマの現実に向き合う

ジャッジメントを手放すということ

水島広子
Hiroko Mizushima

創元社

まえがき

私の親しい友人で、小児期の性被害や婚姻時のＤＶなど、複数の、かつ深刻なトラウマ体験を持つ人がいる。もちろんそれに応じた複数の病状を経験しており、いずれも深刻な症状を呈していたようだ。今までの半生を聴くと、「よくぞ今日まで生き延びてくれた」と言いたくなるタイプの人である。

私と彼女とは純粋に友人関係にあり、私自身、治療者として関わったことは全くないし、これからもないと思う。私たちはいわゆる「何でも話せる間柄」で、私は彼女の話をよく聴くし、自分の話もよく彼女にするが、お互いにアドバイスする習慣がないので、治療的な助言をしたこともももちろんない。

彼女はこの頃いろいろなところで被害者として語る役割を引き受けている。つい最近も、治療者の学術的な集まりにおいて当事者としての講演をした。多くの人が彼女の話に感銘を受けたようであるが、事後に回収した感想の一つに「Ａさん（私の友人）の今後が心配になりました。Aさんには長期的なカウンセリングが必要だと思います」というものがあったそうだ。その感想は、彼女にとっても、また、彼女をよく知る私にとっても、あまりに荒唐無稽に感じられてむしろ笑ってしまったが、もちろん愉快な体験ではなかった。

ちょうど本書を書こうとしていた私は、まさにこういうことなのだ、と思った。その感想を書いた人はさすがに極端な例だとしても、これがトラウマに関わる治療者が陥りがちな構造であることは間違いなく、私たちが常に自戒しなければならないことである。

Aさんは確かにトラウマ体験をした人であり、かつては患者でもあったが、現在は何らかの診断基準を満たす状態にあるわけではない。仮に何らかの診断基準を満たすとしても、その場には、当事者として語ることを求められて立っていたのであり、患者として治療を受けに行っていたわけでもないし、治療の必要性の有無について専門家の意見を聴きに行ったわけでもない。

つまり、いろいろな意味で、その感想を述べた人が下している「評価」は、本人の現実とはほとんど関係のない、「Aさんについて治療者が作り上げたイメージ」についてのものになっている。治療者の思考は、Aさんの話を聴いているうちに、実際のAさんから離れ、自らのデータベースの中に入り込んでいったのだろう。この、「治療者が患者の現実を離れる」という現象は、もちろんいろいろな場面で起こりうるのだが、トラウマ患者においては特に起こりやすいし、その弊害が特に顕著に現れると感じている。

なぜ治療者はトラウマ患者の現実を離れやすいのか、ということを考えたときに、すぐに思いつくのは、トラウマ体験者が「普通の人だったら経験しないようなこと」を経験しているから、という理由である。そこで起こることは、多くの治療者にとっては未経験の世界である（もちろん治療者の中にもトラウマ体験者は少なくないが、トラウマは実に多様かつ個人的なものであり、全く同じ体験をする人は二人といない。「自分はトラウマ体験というものを知っている」と思うことは、別の意味で目の前の患者の現実から離れやすくなる要因である。治療者自身のトラウマについては第七章で述べる）。未経験のものに対して、私たちは不安を感じやすいので、いろいろな評価を下してみたり仮説を当てはめてみたりして、枠にはめることで「既知のもの」として安心を得ようとするものである。

Aさんに「長期的なカウンセリングが必要」「今後が心配」という評価を下したくだんの治療者も、あれほど深刻な被害に遭ったのに、ろくな治療を受けたこともなく、しかも、現在生き生きと楽しげに生きており、加害者へのゆるしにすら言及しているAさんを、自分が知っている枠にはめようとして必死だったのだろう。おそらく、Aさんの楽しげな様子や、ゆるしの姿勢が、「否認」や「防衛」に映ったのではないかと思う。

しかし実際にAさんをよく知っている私には、それが否認でも防衛でもないことがよくわかっている。つまり、その治療者の見立ては全くはずれており、そんな姿勢で治療が行われるのだとしたら、むしろ治療が新たな外傷体験を作ってしまうのではないかと危惧する。

また、現在治療を求めているわけでもない人に、自傷他害の怖れなど法的根拠もなく「治療が必要」と判断する姿勢にも疑問が残る（感想を書いた人はAさんに直接それを告げたわけではないが、Aさんが読むとわかっていた感想用紙にそれを記入している）。特に、トラウマ治療に関わる場合、治療のタイミングにも本人のプロセスと選択を尊重する必要があると私は思っている。想定外のタイミングで突然治療の必要性を通告されることは「奇襲」のように感じられるものであり、トラウマを抱える人にとっては新たな傷を生みやすいだろう。

実はこの問題は「治療が必要」という判断だけにあるのではない。講演の感想を書くことが期待されている場で、Aさん自身への評価を下した、というところにも「奇襲」を感じる。そして、その違和感は、「○○という場で」というところを超えて、そもそもが「評価を下した」というところにあるのではないか、と私は思う。

トラウマ患者は、「安全」という大きなテーマを抱えている。そのことを知らない治療者はいないだろう。それぞれの治療者が、さまざまな工夫の中で、患者に「安全」を感じてもらおうと努力していると私は信じている。くだんの感想を述べた治療者も、おそらく、自分自身の臨床の中ではそのような工夫をしているのではないだろうか。

しかし、患者に安全を感じてもらうことが必要、ということを概念としては理解しても、「安全とは何か」ということを自分自身が実感しておかないと、容易にこのようなことが起こってくるのだと思う。

一般に、患者のありのままを受け入れることが最も「安全」を提供する、ということは、最近ではそれなりに知られていると思うし、多くの治療者が患者の話をよく聴くことでそれを実行していると思う。しかし、「ありのままを受け入れているだけでは不十分」と感じられるような状況では、混乱してしまう治療者が多いようにも思う。「治療」という場も、「ありのままを受け入れているだけでは不十分」と感じられる状況の一つだろう。もちろんその感覚は正しいし、「治療」と呼ぶからにはプラスアルファの内容が求められる。しかし、それは、あくまでも「ありのままを受け入れているだけでは不十分」なのであって、「ありのままを受け入れなくてよい」ということではない。そこの線引きが不明瞭になると、「治療＝安全が脅かされる場」になってしまう。これはトラウマ治療にとっては致命的なことだ。

トラウマ治療において、「安全」というテーマを終始一貫して守ることは生命線だと思う。これは特定の戦略や技法以上にずっと大切なことである。もちろん特定の戦略や技法は効果的な治療のための必要条件だとは思うが、十分条件ではない。そもそもが、「持続エクスポージャー療法など、トラウマ関連の病気に対する治療法を知っていること」と、「実際に臨床の場でトラウマ体験者の役に立つこと」とは必ずしも一致しない。

治療関係も一つの人間関係である以上、「信頼」というテーマを抱えたトラウマ体験者にとって、治療に入るということは多大なる勇気を必要とする場合も少なくない。患者に初めて会ってから、「トラウマ関連の病気に対する治療法」に入るまでの間が、ある意味では最も治療的なプロセスを要するとも言える。

治療導入の難しさだけでなく、一歩間違えると、すでに傷つきやすくなっている人をさらに傷つけ、すでに対人不信を持っている人をさらに対人不信に陥らせてしまう。また、治療者側の姿勢によっては、容易に燃え尽きてしまう領域でもある。「どのような姿勢でトラウマ体験者に向き合うか」ということは、個別の治療戦略や技法よりもさらに本質的に、治療の成否に関わることだと思う。個別の治療戦略や技法について言えば、そもそも、どんな治療法も万能ではなく（そしてそれを用いるどんな治療者も万能ではなく）、ある患者にとってある治療者によるある治療法の効果がうまく出ない、ということは当然起こりうることである。それが単に「ある治療者によるある治療法が効かなかった」というレベルの話になるのか（たとえば、ある薬が効かなかった、というのと全く同じように）、それとも「自分は何をやってもうまくいかない」「これからも自分は永遠に救われない」という絶望感につながるのか、という違いも、治療者の姿勢によって決まってくるのだと思う。

本書を通してトラウマ治療に向き合う治療者の姿勢について考えていきたいが、今までに多くのトラウマ体験者に関わってきた経験からは、その鍵は、「治療者は病気の専門家ではあるが、人間の専門家ではない」というところにあると私は思っている。治療者が立ち入れるのは、病気に関する部分だけである。その点を忘れてしまい、人間としての相手に評価を下してしまうところにさまざまな問題が起こってくるのだと思う。そこに支配関係が生まれたり、新たなトラウマが発生したり、治療への絶望感が起こったり、治療者の燃え尽きが生じたりするのだ。「治療者は病気の専門家」という部分は、成功する治療を支える重要な要素であり、決して軽視すべきことではない。しかし、それが本当に発揮されるのは、「治療者は人間の専門家ではない」という部分が十分に認識されたときなのだと私は信じている。これは実はどんな病気についても言えることだが、ことトラウマ関連の病気については特に意識すべきことだと思う。

本書ではこの点を掘り下げながら、トラウマに向き合う治療姿勢について考えていきたいと思う。トラウマを持つ人の役に真に立ちたいと思っている方、自らの燃え尽きや苛立ちを感じつつある方のお役に立てば幸いである。

なお、本書では、「人間としての相手に対する評価を手放す」という文脈から、あえて、トラウマを持つ人のことを「トラウマ体験者」、トラウマ関連の病気を持っている人のことを「トラウマ患者」と、価値中立的な言葉で呼ぶことにする。

また、トラウマの結果として発症する病気には、PTSDだけでなく、うつ病、摂食障害、解離性障害など多様なものがある。本書では、PTSDについても多くを述べるが、トラウマの結果として発症する多様な病気を念頭に置きながら話を進めるために、病名を特定しない限り、「トラウマ関連の病」「トラウマの結果発症した病気」として全体を視野に入れていきたいと思う。そして、本書で「トラウマ治療」と言うときには、そのようなトラウマ関連の病の治療全般を意味すると理解していただきたい。

目次

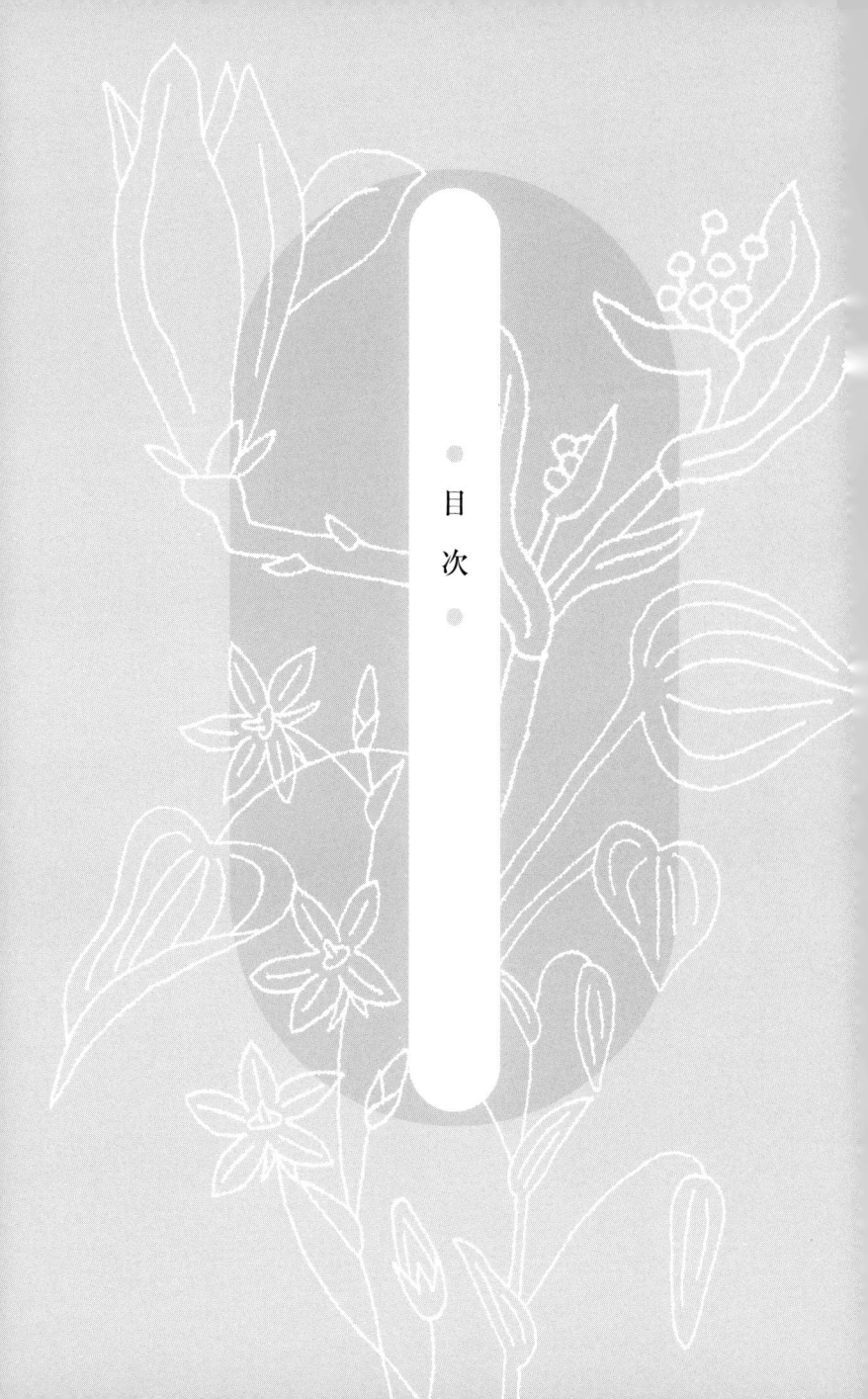

装画　橋本浩子
装幀　上野かおる
組版　大田高充

第一章 ● 「不信」という現実に向き合う ——治療の土台づくり

「トラウマ患者との出会い」からトラウマの認識まで

たとえば、「PTSDに対する持続エクスポージャー療法の臨床研究をしますので、希望者は申し込んでください」と告知して集まる人たちの層は、一般の臨床現場に現れるPTSD患者を必ずしも代表しないだろう。これは他の病気についても言えることなのだろうが、ことトラウマ関連の病気の場合にはその傾向が強いのだと思う。

実際に、特に対人トラウマを持つ患者に向き合ったときに、たとえば「PTSDに効果的な治療法を知っていること」と、「実際にその患者の治療ができること」との間にはかなりのギャップがある。現在標準的なPTSDの治療として位置づけられている持続エクスポージャー療法の進め方を知っているとしても、多くの臨床家が困難に感じるのは、エクスポージャーそのものの手技というよりも、ある日外来にやって来た患者を、PTSDと診断して、エクスポージャーという比較的ハードルの高い治療法を受ける気持ちにさせるところまでであることが多いのではないだろうか。

そもそも、対人トラウマを持つ患者の診断は難しいことが多い。私自身、今まで治療してきた患者を振り返って、どうしてもっと早くトラウマを見つけられなかったのだろう、と悔やむようなケースをすぐに思い出すことができる。うつ病あるいは摂食障害として紹介されてきた患者を、一定期間治療していく中で、ようやく対人トラウマに気づく、というようなことも何度かあった。そんなとき、治療者の感情としては「もっと早く見つけたかった」と思うし、早くトラウマを見つけられるように今後も臨床能力を向上させたいと思うのであるが、同時に、診断までに要する時間の短縮にはおそらく限界があり、ある程度はむしろ必要な時間なのだろうとも思う。

かなり深刻な対人トラウマを持つ患者の場合、もちろん治療者も「信頼できない人間の一人」に過ぎない。それに加えて、治療の場は、自分の内面をむき出しにすることを要求される場であり、患者にとっては傷つくリスクの高い場である（後述するが、実際に治療によるトラウマは少なくない）。したがって、患者自身が治療者を信頼できると感じられるまでは、患者は診断に必要な情報を十分に述べないことが多い。これは当然診断を難しくすることになる。

また、患者自身が必ずしも「正しい診断を受けるために伝えるべきこと」を知っているわけでもない。自分が体験したことを「トラウマ体験」と認識していない人もたくさんいる。そもそも「トラウマ体験」と認識するためには自らの体験にある程度向き合う必要があり、基本的にはとても怖ろしいことである。解離や回避によって、それが避けられていることも多いだろう。また、長期にわたって繰り返された虐待などの場合、それは本人にとってはむしろ「日常」であり、何らかの特殊な「体験」としては感じられていない場合も少なくない。

患者が治療の場にやって来たきっかけがトラウマ体験そのものであれば、伝えるのは難しいとしても、何を伝えるべきなのかを患者自身も自覚しているかもしれない。しかし、治療の場にやって来た理由である症状（たとえば長く続く不眠、衝動的な怒りの爆発、昼夜逆転、過食嘔吐、アルコール依存など）が、かつての「日常」を原因とするトラウマ関連の病によるものであるということを知らない患者もとても多いものだ。トラウマがフラッシュバックしていてもなお、「それは別の問題」だと思っている人もいる。これは、患者がトラウマ関連の病の専門家でない以上、むしろ当たり前のことだろう。

このような患者の場合、もちろん治療者も、トラウマを思わせる部分に敏感になりながら「隠されたトラウマ」を見つけていく努力を重ねていかなければならない（第四章参照）が、実際の臨床では患者が「つい言ってしまった」一言からトラウマがわかることも少なくないものだ。「つい言ってしまった」という現象は、患者が治療者を信頼してある程度リラックスしていなければあまり起こらないことであり、患者に信頼されることはトラウマを正しく診断するための必要条件とも言える。

トラウマ患者に信頼されるということ

その「信頼」は、誠実にやっていれば必ず得られるという性質のものでもない。実際の臨床現場では、「不眠」だけを訴え、トラウマなど匂わせもせず、当たり障りのない会話を治療者との間で交わして、睡眠薬だけを何年ももらい続けている、などという患者が案外多いと思うが、そのような治療関係において、患者が治療者のことを全く信頼していないかと言えば、必ずしもそうではない。トラウマを明かさずに語れることであれば、相談事すらしている場合もある。この手の信頼は、患者に誠実に向き合っていけば通常得られるタイプのものであり、治療者の人間性に対する信頼と呼べるものだろう。

それでも、トラウマを打ち明けるほどの信頼となると、また違うのである。それは、治療者の人間性だけでなく、その治療者がトラウマについての知識をどのくらい持っているか、という要素に大きく関わってくるように思う。「眠れません」と言ったときに「それは困りましたね。睡眠薬を出しましょうね」と言ってくれる優しい治療者であっても、トラウマについての知識が足りなければ、おそらく何気ない善意の一言（「気にしすぎるとかえって苦しくなるから気持ちを切り替えましょう」「過ぎたことは忘れて、前向きに」など）

によって患者を傷つけることになるだろう。そのようなリスクに自らをさらすことができないのは、トラウマ体験者にとってはむしろ当然の自己防御だと言える。

したがって、治療者は、通常の治療においても必要とされる誠実さや温かさだけでなく、トラウマについての十分な知識に基づく「信頼」を獲得する必要がある。そのために必要なのは、ただトラウマ関連の症状を知っているということだけでなく、自らがトラウマおよびその関連の病気にどのように向き合うかという「芯」を決めておくことだと思う。

「治療者のぶれ」は患者を傷つけうる。最初の頃は熱心に共感的に話を聴いてくれていたけれども、途中から「これだけ聴いてあげたんだから、そろそろいいでしょう」というような姿勢に転じる、などということも患者を傷つけるし、普段は「よくわかってくれる治療者」だったのに、何らかの危機に直面して急に「問題解決を優先する治療者」になる、ということも患者を傷つける。そういう「ぶれ」は、患者には「怖い」と感じられることも「裏切り」と感じられることもあるが、いずれにしても信頼を損ねることは間違いない。「芯」を決めておけば、何らかの危機に直面したときも、それに基づいて行動することができるだろう。そしてその「芯」が、信頼へとつながっていく。

ジャッジメントという暴力

もちろん、ぶれなければ何でもよいというわけではなく、その「芯」はトラウマ患者の現実に合ったものでなければならない。そして、その最低線は「トラウマ患者を傷つけない」というところだろう。

多くの臨床家がトラウマ患者を傷つけないようにと配慮しているが、実際のところそれが単なる「腫れ物扱い」になってしまっているケースも少なくない。つまり、どうすることが傷つけうることなのかが明確になっていないため、全体的に当たり障りのない対応をしてしまっているのである。しかし、単に腫れ物扱いすることによって患者に信頼されることはできないし、それどころか、「腫れ物扱い」されて傷ついた、という人を私はたくさん知っている。そもそも、誰も「腫れ物扱い」などされたくないだろう。自分が「要注意人物」というレッテルを貼られて距離を置かれるような疎外感を覚えるからだ。こうして見ると、「腫れ物扱い」には、他人を傷つける要素があることがわかる。

もともとは相手を傷つけないようにという動機で行われる「腫れ物扱い」が、なぜ相手を傷つけてしまうのか。

そのキーワードになるのが、「ジャッジメント（評価）」だと思う。人を「腫れ物扱い」するとき、そこには、「この人は要注意人物だ」というジャッジメントがある。そのようなジャッジメントを下した結果として、普段だったら何気なくできている人間的な交流ができなくなり、それがジャッジされる側の「距離を置かれるような疎外感」につながる。

ジャッジメントの定義は状況によってさまざまだと思うが、本書では、「ある人の主観に基づいて下される評価」ということにしたい。「この人はよい人だ」「この人は親切な人だ」「この人は要注意人物だ」というのはいずれもジャッジメントだし、「この状況はすばらしい」「その体験は悲惨だ」というのもジャッジメントである。ジャッジメントは、評価を下す人の個人的なバックグラウンド（パーソナリティ、生育歴、能力、価値観、当日の気分など）を反映するものである。人によってジャッジメントは異なるだろうし、同一人物でも、人生のどの時点で下されたものかによって、ジャッジメントは異なりうるだろう。

ジャッジメントにはいろいろな面での問題があるが、ここでは特にその「暴力性」に注目しておきたい。ジャッジメントは常に暴力性をはらんでいる。どういうことかと言うと、ジャッジメントは本来「ある人の主観的体験」に過ぎないものだが、実際にはあたかも客観的事実のように宣告され、押しつけられるからである。ジャッジメントを下している本人は、「それは自分の主観的体験に過ぎない」という自覚をしておらず、あたかも相手側の問題であるかのように錯覚しているものだ。「あなたはかわいそうな人だ」と言うとき、言っている本人は、本当に相手がかわいそうな人だと思っている。

ところがそこで下されているジャッジメントは、実際にはある人の主観的体験に過ぎないものなので、ジャッジされる本人の現実との間には当然「ずれ」がある。ずれているだけでも不快なのに、その「ずれ」を、ジャッジされる側が一方的に引き受けなければならないところが、ジャッジメントの持つ暴力性だと言える。言葉は悪いが、一種の「言いがかり」なのである。

ある程度の自尊心があれば、ずれたジャッジメントに対して、「勝手な解釈をされた」「一方的な意見を押しつけられた」「あんなことを言うなんて、いったい何様のつもりだろう」と不快に感じるものだ。自分にしかわからない領域に土足で踏み込まれた感じがするし、それを公の場で言われたりすると、ますます暴力的に感じるものである。言い返す人もいるかもしれない。多くの喧嘩がジャッジメントの応酬になっているものだ。

一方、自尊心が低下しているときであれば、相手のジャッジメントに違和感を覚えることもできず、そのまま自分の中に取り込んでしまい、傷につながってしまうかもしれない。

ジャッジメントの内容が、たまたま本人が言われたいことであれば「ずれ」がないようにも感じられ、嬉しく思うかもしれないが、それでも「外から飛んでくるもの」には違いない。たまたま外からよいものが飛んでくれば嬉しいが、次の瞬間には危険なものが飛んでくるかもしれない、ということでは、おちおち安心してもいられない。これでは気性の激しいご主人様の機嫌をうかがう召使いのようで、個々のジャッジメントの内容と言うよりもその構造自体が暴力的だと思う。

ジャッジメントの暴力性は、治療の場においてはますます強力になる。プライベートな情報をむき出しにした中で「専門家が言ったこと」という位置づけになるため、単なる「言いがかり」として軽視することはますます難しいからだ。患者は、自分の感覚と異なると思っても、「専門家が言ったことだから」と受け入れざるを得ない気持ちになる。患者、つまり病気の状態にある人は、概して自尊心が低下しており、自分の感じ方に完全な自信を持つことが難しいものだ。その病気がトラウマ関連であれば、自尊心は間違いなく低下しており、自分の感じ方が断固として正しい、などと言える人はいないだろう。治療者の「言いがかり」ですら、正しいような気になってしまうのである。周囲の人たちも、「専門家が言ったことだから」と、そちらの言い分を信じがちになる。納得しないことを、力関係を利用して押しつけられる、というのは、まさにパワーハラスメントの構造であり、患者の無力感につながっていくだろう。

トラウマ治療において特にジャッジメントに注意しなければならない理由

ジャッジメントそのものの問題は、あらゆる患者（人間）に共通することである。しかし、ことトラウマ体験者に関しては、以下の理由で、さらにジャッジメントに注意を払う必要がある。

トラウマ体験者はすでに傷ついている

これは誰でも思いつく理由だろう。二次トラウマの方が一次トラウマよりも深刻な影響を及ぼすこともあるほど、トラウマによって人の心は傷つきやすくなっている。トラウマが反復するだけでも、その意味は大きくなってしまうものだが、治療の場でのトラウマはさらに注意が必要である。治療の場に来た人というのは、何らかの助けを求めた人、つまり何らかの形で治療者を信頼しようとした人である。ここに頼れば何とかなるかもしれない、という思いで来た患者にジャッジメントという暴力をふるうことは、かなり絶望的な裏切りである。

　こうして文字にすれば、いかに不適切なことかはよくわかるし、どんな治療者でも、傷だらけになって治療の場に現れた患者の傷をもてあそぶようなことは考えないだろう。しかし、トラウマ治療の難しい部分は、患者が必ずしも「傷だらけになって治療の場に現れた」人に見えないところである。

　前述したように、情報を十分に提供してくれないためにトラウマ体験者だということに気づかないこともあるし、それ以上に問題なのは、トラウマ体験者特有の対人関係のパターンが、治療者を共感的な姿勢から遠ざけてしまう可能性である。治療者のちょっとした矛盾を追及してくる、些細なことで怒りのエネルギーを爆発させる、全体的に疑り深く治療者のことをなかなか信用しない、治療者の真意を曲解して被害者意識をむき出しにする、などという態度をとられると、人間である治療者は「守り」に入ってしまうこともあるものだ。そして、自分を守るためにジャッジメントを下すことになる。「そもそもの人間性に問題がある人」とジャッジしてしまえば、とりあえず「治療者としてだめな自分」という感覚から逃れることができるからである。しかし、実際にはそれが患者を傷つけ、信頼を損ない、治療のハードルをさらに高くしてしまうことになる。

トラウマ体験者はジャッジメントされやすい

「はじめに」でも書いたが、自分の想像を超える経験をした人を見たとき、人は、自らの心のバランスをとろうとして、とりあえずジャッジメントを下しがちである。

その一つの形が、「自分の既存の知識を用いて解釈しようとする」というものである。たとえば、性被害に遭った人に対して「これからは遊びを慎むことだね」などと発言して二次トラウマを与えてしまう人がいるが、なぜそんなひどいことが言えるのだろうか、とその人の立場に立って考えてみると、結局は圧倒的な体験を前に「自分の既存の知識を用いて解釈しようとしている」のだということがわかる。目を覆いたくなるような厳しい現実を見て、自分の心が揺さぶられてバランスを崩したくないために、「この人が性被害に遭ったのは遊んでいたからだ」「この人は遊び好きなのだ（つまり、自分とは異なる種類の人間であり、自分は安全なのだ）」などというジャッジメントを下すのである。

もちろん、「バランスを崩したくないために」という部分は自覚されていないことが多く、かなり「自動的に」行われているだろう。このプロセスの全体が現実の否認である以上、自覚がないことはむしろ当然なのだと思う。

別の形として、「決めつけることで自分の立ち位置を決める」というものがある。考えたこともないような悲惨な体験をした人を前に、どのように関わったらよいかわからないため、「この人は○○な人」と決めるのである。ありがちな「かわいそうな人」というジャッジメントも、「私の方が恵まれているのだから、何でも言うことを聞いてあげましょう」というニュアンスの場合もあれば、「あなたは特殊な人なのだから、私の普通の生活には入ってこないで」という場合もあるが、いずれも、「トラウマ体験者本人が、実際にどうなっているのか」ということとはほとんど関係なく、単に、「自分が立ち位置をどう決めたいか」ということを中心に回っている話だと言える。つまり、どのように関われればトラウマ体験者が最も安心するか、という話ではなく、どのように関われば自分がとりあえず安心できそうか、という話なのである。

トラウマ体験者は「かわいそうな人」というジャッジメントを下されるだけではなく、「悲惨な運命を乗り越えてきた尊敬すべき人」としてジャッジされることもある。これは、社会的には一定の有意義なメッセージ性を持ったものだと思うが、トラウマ体験者にとってはやはりジャッジメントであり、同じような問題をはらんでいるものである。「尊敬します」と言われると、「私は尊敬なんてされたくない」と感じる人もいるし、「サバイバー」と呼ばれると「私は一生頑張らなければならないのだろうか」と重圧を感じる人もいる。「結局はこの運命から逃げ出せない」という束縛感にもつながるということだろう。

「かわいそう」と言うと嫌がられ、「尊敬する」と言うと嫌がられ、という中で、では何と言ったらよいのか、と混乱している人もいるが、問題の本質は「ジャッジメントを下すこと」そのものにあり、「どうジャッジメントするか」ということではないのだと思う（このあたりは第六章で詳述する）。

トラウマ関連の症状も、ジャッジメントの対象になりやすい。その一つである対人関係のパターンについては前項で述べたが、それだけでなく、さまざまな「理屈では割り切れない行動」をとることも、治療者を苛立たせ、ジャッジメントの対象になることがある。たとえば、暴力をふるう相手からやっと逃れられたのにまた関係を再開してしまう、ようやく性被害から脱出したのに今度は自分から売春を始める、などという場合である。こういうときには「共依存」「もともと乱れた人」などというジャッジメントが下されることがある。「共依存」については51ページで述べる。

ジャッジメントを手放さないと治療者が燃え尽きる

トラウマに関わる人は燃え尽きやすいことが知られているが、治療者や支援者の燃え尽きは、結果として患者を傷つけ、患者の信頼を損なうものである。燃え尽きたということを知らせなければ患者は治療者・支援者の異変を「見捨てられた」と解釈するものだし、燃え尽きたということを知らせてしまえば、自分は関わる人を不幸にしてしまう、という罪悪感を強めることにもなるだろう。トラウマ体験者に関わる以上は、自らの精神的健康に十分な注意を払い、燃え尽きないように心がける必要がある。

実は燃え尽きはジャッジメントと大きく関連している。詳しくは第六章で後述するが、燃え尽きはジャッジメントの結果として起こるとも言える。患者のことを「かわいそうな人」「無力な人」とジャッジすれば、治療者は自らの限界を超えて無理をするようになる。「かわいそうな人」には自分を犠牲にしてでも親切にしてあげなければならないし、「無力な人」は、こちらがすべてやってあげなければ何もできないと思うからだ。

燃え尽きに関連するジャッジメントは、患者に対してのものだけではない。治療者自身に対して下されるジャッジメントも大きく関わってくる。患者の要求を断ろうとする自分のことを「治療者として失格だ」「恵まれた人間のくせに贅沢だ」などとジャッジしてしまうと断れないことになる。

実は、傾聴の仕方すら、ジャッジメントと関係してくる。トラウマ体験者に関わる上で、話を聴くというのはとても大切なことだが、同じ傾聴するのでも、ジャッジメントをしながら聴けば疲れるし、ジャッジメントを手放して聴けば疲れない（この点についても第六章で後述する）。

トラウマに関わる治療者や支援者が燃え尽きやすいのは、トラウマ体験者がジャッジメントされやすいことと関係があると思うし、トラウマ体験者との関わりの中で自分自身にジャッジメントを下しやすいこととも関係があるのだと思う。

以上、特にトラウマ体験者に対してジャッジメントに注意しなければならない理由をざっと挙げてきた。ジャッジメントが大変有害になる状況にありながら、ジャッジメントされやすい立場にある、ということがトラウマ体験者の特徴であるとも言え、ジャッジメントにはどれほど注意してもしすぎることはないと思う。「ジャッジメントを手放す」ということについては第六章で改めて述べるが、もちろん人間である限り、常にジャッジメントの問題はついて回る。現時点では、「まずは、ジャッジメントを自分の主観的体験として自覚すること」をお勧めしたい。相手の属性ではなく、自分の主観なのである。それを自覚するだけでもジャッジメントによる多くの問題を避けることができるだろう。

なお、「自分はいつもジャッジメントを下しているが、患者には信頼されている」と言う人もいるかもしれない。もちろん、そんな治療者が存在することも私は知っている。多くのケースで、患者は、共に過ごす時間の長さによって治療者への信頼を獲得していく。言葉には多少ジャッジメントの棘があるとしても、自分と長い間つき合ってくれているという事実をもって、受容されたことを感じ取るのだと思う。また、長いつき合いの中では、治療者のパターンに患者が一定の規則性を認めることも可能だ。つまり、治療者の発言が、悪質なジャッジメントなのか、それともいわゆる「悪気のない発言」なのか、という区別をつけることができるようになるのだろう。よく、「わかっていないな、と思うときは時々あるけれども、基本的には悪気はない人」と自らの治療者を評する人を見かけるが、まさにそんなタイプなのだろうと思う。

しかし、長い時間つき合っていればどんな人でもよいというわけではない。少なくとも、トラウマ関連の患者から一定の信頼を獲得している治療者は、「患者が助けを必要としてそこにいること」そのものにはジャッジメントを下していないのだと思う。「この程度の問題でここに来る必要はない」「あなたよりも困っている人はたくさんいる」というレベルのジャッジメントを下してしまう人が、トラウマ患者から本当に信頼されることはないだろう。

アセスメントとジャッジメント

ジャッジメントを手放す、ということは、概念的には理解できると思う。いわゆる「無条件の肯定的関心」と呼ばれるものもこれに当たる。「相手を変えようとせず、ただ単に話を聴いて受け入れてください」と言われれば、ある程度は実践できると思う（それでもそれが「ふり」にとどまってしまうことも多い。それについては第六章で述べる）。

ところが、「治療」ということになると、もちろんそれだけでは足りない。傾聴するだけでもかなり楽になる人は確かに多いが、すでに治療が必要な症状が出ているような人の場合、傾聴だけでは十分な効果が期待できないことの方が多いだろう。少なくとも臨床研究の結果からはそう言える（つまり、PTSDに対しても、うつ病に対しても、支持的精神療法よりも認知行動療法や対人関係療法などの方が効果的である）。そこで効果のエビデンスがある治療を行うことになるわけだが、その際にはもちろん医学的診断を下したり、その治療の中で必要とされる評価をいろいろとしたりする必要が出てくる。

ところが、診断も一種の「評価」であるため、無条件の肯定的関心との両立が難しい、という治療者がいる。ジャッジメントを手放しましょう、と言うと、「それでは診断ができなくなってしまうし、治療計画も立てられない」と混乱する治療者が出てくるのだ。

この状況を整理するために、本書ではあえて異なる性質を持つ二つの評価を「アセスメント」と「ジャッジメント」として書き分けることにする。本書で言うアセスメントとは、あくまでも治療目的に限定した客観的評価のことである。同じような知識を持ち、同じようなトレーニングを受けた治療者であれば、個人的なバックグラウンドが異なっていても一致するであろう評価のことである。患者にはどのような症状があるのか、病名は何か、それらの症状が患者の現在の生活にどのような影響を及ぼしているか、患者に適した治療法は何か、その治療を行う場合の適切な焦点は何か、というような評価である。

一方ジャッジメントは、前述したように、治療者の個人的なバックグラウンドによって変わりうるものだし、同じ治療者であっても、年齢を重ねるにつれて、あるいはそのときの状況によって、ジャッジメントが変わってくるかもしれない。

アセスメントとジャッジメントは異なるものであるが、互いに完全に独立しているわけではなく、ある程度関連がある。適切なアセスメントができないとき、人はジャッジメントをしたくなるものだからである。自分が対処できないような体験をすると、私たちはジャッジメントをして、既知のものの枠にはめることでとりあえずの安心を得ようとするものだが、これは治療という場においても同じである。治療の場で「自分が対処できない」と感じるのは、自信を持って治療ができない、ということだ。自信を持って治療ができる、ということは、適切なアセスメントができる、ということである。これは診断と大きな治療焦点のことだけではない。患者から小さな矛盾を追及されたようなときにも、それをトラウマ関連の症状としてアセスメントすることができれば、治療的な対処をすることができ、「患者の人間性の問題」「治療者としての自分の適性のなさ」などとジャッジしないですむ。

正しくアセスメントすることは、治療者にとってだけではなく、患者および身近な他者にとってもジャッジメントを避けるために有効である。病気についての心理教育には、そういう意味もあるのだと思う。何が病気の症状であるかを知ることは、正しいアセスメントを可能にし、ジャッジメントを防ぐ。トラウマ患者の場合、特に重要な特徴として忘れてはならないのが、自分自身に対するジャッジメントの厳しさである。第八章で述べるが、トラウマからの回復の本質は「自分自身のゆるし」にあると言えるほど、トラウマ体験者は自らに厳しいジャッジメントを下しているものだ。アセスメントによってそのすべてがカバーできるわけではないが、かなりの効果があるということは次章で述べていきたい。

なお、本項で述べたことは、「はじめに」で述べた、「治療者は病気の専門家であって人間の専門家ではない」というところに直結する。病気の専門家として行うべきことこそ、アセスメントである。正しいアセスメントができるように集中するのが治療者の仕事であり、そのことは結果としてジャッジメントを手放すことにつながるし、正しいアセスメントを患者や周囲の人に伝えることは心理教育として有効に働くとともに、患者や周囲の人がジャッジメントを手放す助けになる、ということだ。

アセスメントの場合には、「そのアセスメントに基づいた患者との共同作業」が可能である。あるデータを前に、「これを改善するためにはどうしたらよいか」という話し合いができるからである。そういう意味では、アセスメントを行うとき、患者と治療者は対等である（治療者は単に専門知識と経験をより多く持っている立場である）。しかし、ジャッジメントの場合には、それ自体に患者との分断作用があり、患者はあくまでも「ジャッジメントされる側」「主観を客観のように押しつけられる側」にとどまることになってしまう。ジャッジメントが下される関係は、決して対等なものではない。トラウマ体験者をエンパワーしていくに当たって、対等な関係性はもちろん効果的なものである。治療関係は上下関係に陥りがちであるが、アセスメントに軸を置くことによって対等な関係にしていくことができる。

治療によるトラウマ

トラウマ患者の中には、もともとの生活環境でトラウマを体験した、という人だけでなく、治療環境の中でトラウマを体験した人もいる。その治療は、トラウマを対象としたものである場合もあれば、トラウマとは関係のない治療であることもある。すでに述べたように、治療の場はプライバシーをむき出しにする場であること、治療者との間に力関係があること、通常は傷つけられることを予測して行く場所ではない（むしろ癒しを期待して行く場所である）ことから、治療の場はトラウマが生じやすい性質を持っている。

治療によるトラウマの大部分が、ジャッジメントによるものである。私が直接知っている例では、ほぼ全例が、人格に対するジャッジメントを下されている。

そうは言っても、治療によるトラウマは、あからさまなジャッジメントによって起こるだけではない。不適切なアセスメントもトラウマにつながりうる。不適切なアセスメントによるトラウマが頻発する一つの例が拒食症という病気である。拙著『摂食障害の不安に向き合う――対人関係療法によるアプローチ』にも書いたが、拒食症を、「無理やり食べさせなければ治らない病気」とアセスメントしてしまうと、ＰＴＳＤすら発症するほどのトラウマ体験を引き起こすことがある。

どんな治療者も完全ではないので、アセスメントを間違えることはあるだろう。しかし、誤ったアセスメントによるトラウマの実態を見てみると、患者の現実との齟齬が明確になってきた時点で、結局はジャッジメントに転じているということを観察することができる。たとえば、「無理やり食べさせなければ治らない病気」というアセスメントをして治療に入っても、患者は抵抗するし、退院すればすぐに元に戻ってしまったりする。そういうときに、「こういうやり方では治らない病気なのではないか」とアセスメントし直せば、重度のトラウマまでには至らないかもしれない。アセスメントし直したプロセスを患者と共有できれば、信頼すら得られるかもしれない。しかし、多くの場合、治療がうまくいかないときに治療者は「患者の抵抗」「患者が非協力的」とジャッジメントする。このことが本質的にトラウマにつながっているように私は思う。つまり、最初は曲がりなりにもアセスメントとして始まったものであっても、それが患者の現実とずれたときにジャッジメントに流れてしまい、そのジャッジメントが患者を傷つける、ということなのだと言える。

このような事態を防ぐためにも、治療者にとってとても大切なことは、自らが完璧でないということを認めることだと思う。治療というものが、人と人との間で行われる作業である以上、完璧と言えるものはないはずだ。これは自らへのジャッジメントを手放すということでもある。つまり、アセスメントの間違いを単に「アセスメントの間違い」としてだけ受け止め、それを修正し、精度の向上のための努力はするけれども、治療者としての自らの価値に結びつけないという意識が必要なのだ。自らの価値に結びつけてしまうと、どうしても防衛的になってしまい、患者にジャッジメントを下すようになってしまう。

確かに、アセスメントの能力が高まれば、結果として、「治療者としての自分の価値」は高く感じられるようになることが多いだろう。そういう意味では、アセスメントの能力と治療者としての価値が全く無関係なわけではない。しかし、そのことと、個々の患者に向き合うときの自分の心の持ち方は、別の話である。個々の患者を前にしたときに、治療者が自らに「だめな治療者」という自虐的なジャッジメントを下してしまうと、治療者の意識は患者を離れて自分に向けられてしまう。そのことは単に臨床能力を下げるだけであり、患者にとって何のメリットもない。

治療によるトラウマに向き合う基本姿勢

治療者は、自分自身が治療の中でトラウマを与えないように注意するとともに、治療によるトラウマを体験した人にも適切に対処していく必要がある。このときも原則は同じで、ジャッジメントを手放し適切なアセスメントをするということになる。

「他の治療者の悪口は言わない」という姿勢を持っている治療者は多いし、私も基本的にはその一人だと思う。どんな治療であれ、患者が一定の時間とエネルギーを費やしたことは事実であり、それを単に否定してしまうことは、患者を否定することにもなりうる。また、今から考えれば不適切だと思われることでも、当時得られていた情報からすれば仕方がなかったことと言える場合もある（これは私自身が過去に行った治療についても同じことで、本当はトラウマを抱えていた人に対して、それを知らずに行った治療は、今考えるととても不適切である）。

しかし、これらの一般原則を超えて、「治療によるトラウマはれっきとしたトラウマ体験である」ということは決して軽視してはならない事実である。治療者がどういうつもりであったにせよ、患者がトラウマを受けたということは事実である。そして治療関係は、どれほど対等に見えても上下関係があるということも忘れてはならない。特に病状が重いときには、患者の無力感は強く、自らの感じ方を肯定することもできず、治療者の言うことが正しいという以外の可能性を全く思いつかないような状態に陥ることも稀ではない。そんなときの治療関係は虐待的な親子関係にも似て、逃れることなど考えられない力関係になりうる。治療によるトラウマに対して「その治療者も善意で行ったことだと思う」「相性が悪かった」「他にも治療者がいるのだから、替えればよかったのに」などという総括をしてしまうと、まるで虐待を受けた子どもに対して「親も善意で行ったことだと思う」「親子の相性が悪かった」「家を出ればよかったのに」などと言っているのに似た響きを持ちかねないのだと思う。

それが患者にとってトラウマ体験だったということをはっきりと認めることは必要だが、その治療者にジャッジメントを下すことには問題がある。第六章で後述するが、加害者に対する怒りを露わにすることは、決してトラウマ体験者に安心を提供しない。また、「その治療者には問題がある」「そもそも治療者とは」などという話が始まってしまうと、本来は患者が主役であるはずの治療の場が、治療者評論会になってしまう。

私は、「そういう扱いを受ければ患者が傷ついたのは当たり前」というところにとどまるようにしている。それ以上どちらの方向に動いても、患者の現実を離れてしまうと思うからである。つまり、「治療者の〇〇という言動が、トラウマ体験となり、××という症状が出た」というふうに、通常のトラウマと同じようにアセスメントをするのである。もちろん、治療の現場という文脈はアセスメントの中では十分に認識すべきである。患者がそこに期待していたものは、他の関係性とは違うだろうからである。

なお、患者の家族などは「その治療者を訴えてやりたい」と言うこともある。もちろんそれも一つの選択肢だろうし、こちらがとやかく言うべき話ではない。しかし、そこに患者が巻き込まれることはかなりの負担になる。治療と社会正義の関係については第七章で述べるが、少なくとも治療者の立場で優先すべきなのは患者の治療である。トラウマの原因となった治療者に対して「治療者として許せない」などとジャッジメントを下して自分自身が感情的になってしまうと、その優先順位を見誤るリスクにつながりかねないと思う。

第二章 「コントロール感覚の喪失」という現実に向き合う

——治療のメインテーマ

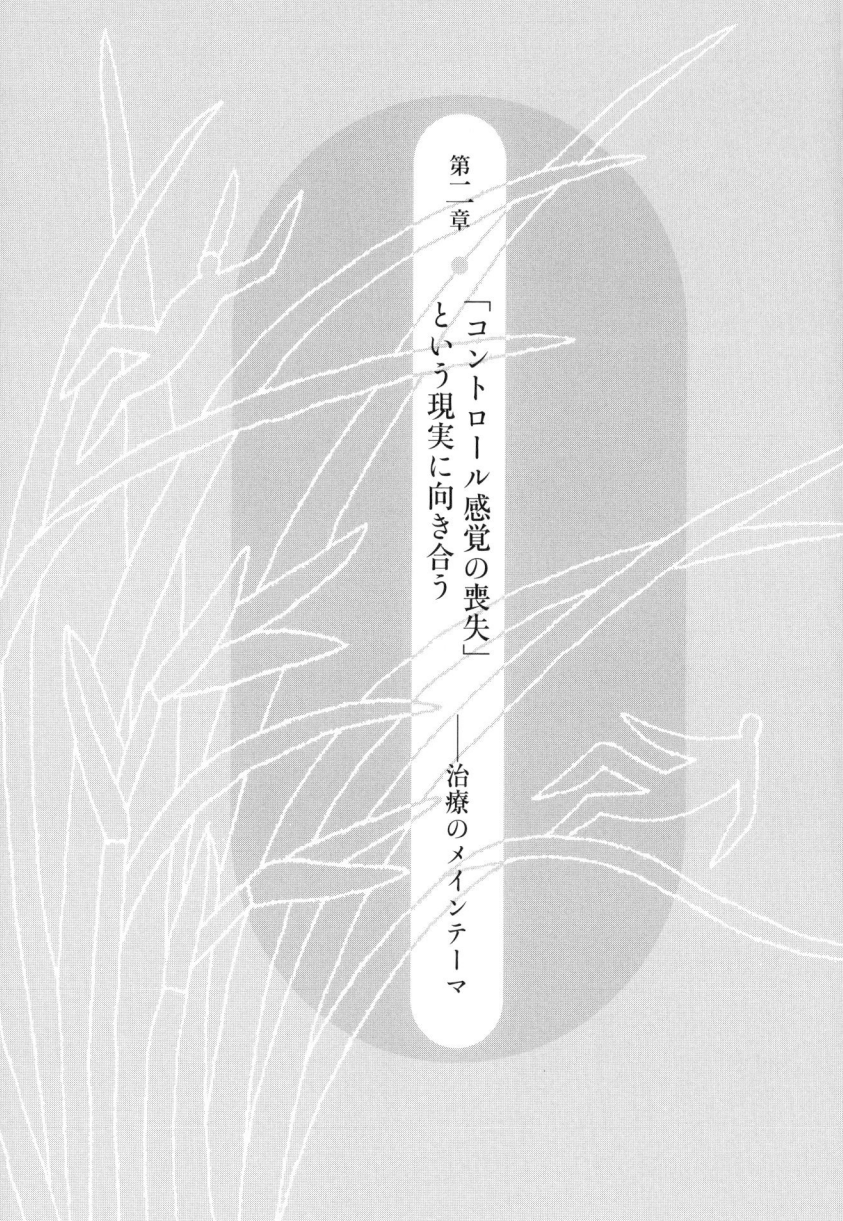

トラウマ体験＝コントロール感覚の喪失

トラウマ患者の治療において、前章で述べた「治療者への信頼」は土台となるものだが、その上に築いていく治療のメインテーマは「コントロール感覚の回復」である。

本書で述べる「コントロール感覚」を簡単に定義しておくと、「自分が自分の人生をある程度コントロールできている」という感覚のことである。つまり、自らが人生にある程度主体的に関わることができており、自らの意思が結果にある程度反映される、と感じられることである。物理的な結果そのものをコントロールすることができなくても、そのプロセスに自分が主体的に関わり、納得するという体験をすることができれば、コントロール感覚は得られる。

コントロール感覚があるから、私たちは未来に向かって生きていくことができる。未来はかなりの程度未知であるが、その不安にいちいち振り回されないですんでいるのはなぜかと言うと、私たちにはコントロール感覚があり、「まあ、何とかなるだろう」と思っているからである。

コントロール感覚を支える基本は、自己・他者・世界へのある程度の信頼感である。

「自分が何とかできるだろう」「他人が何とか支えてくれるだろう」「まあそんなにひどいことも起こらないだろう」という、暗黙の信頼感があってこそ、私たちは毎日を何気なく生きることができる。

トラウマを体験すると、この基本的な信頼感が失われる。トラウマ体験は、それまでの日常からの離断の体験である。それまで当然のものとしてあった自己・他者・世界への信頼が突然失われ、自分が歩んできた人生の道のりから突然突き落とされるような体験であるとも言える。これはまさに、「突き落とされる」という感じなので、それ以前に歩んでいた人生の軌道とのつながりが失われたように感じるものだ。それまで歩けていたのは、道がつながっていたからであり、だからこそ難しいことを考えなくても歩き続けることができた。しかし今、道がつながっているどころか、突然、足下が地割れして突き落とされた、というようなことを体験してしまったわけであるから、落とされた衝撃に混乱もしているし、「どっちに向かって、どのように歩いていったらよいか、わからない」ということになってしまう。それは、現在位置や目指していく方向がわからないということでもあり、また、そのまま歩いていっても、いつまた足下が地割れしてさらに突き落とされるかわからない、という恐怖でもある。そんな状況では当然のこととして「歩いていけば、まあ何とかなるだろう」というコントロール感覚も失われる。

コントロール感覚を持とうにも、その根拠となっていた、自己・他者・世界への基本的な信頼感が喪失してしまっているからである。

トラウマ体験者の中には、それ以前にもそれほど安心して生きていたわけではない、という人も少なくない。幼少期のトラウマがある人は同じ体験をしてもPTSDを発症しやすいということが知られているが、トラウマ患者の中にはそれ以前にもトラウマ体験があったり幼少期の愛着が障害されていたりする人が珍しくない。そういう人の場合は、それまで歩いていた大地もグラグラして安定感がなかっただろう。それでもかろうじて歩いてきたところ、ついに地割れが起こって突き落とされた、ということになり、「やっぱり安心して歩くことなどできないのだ」という信念が強まることになる。それまで安定したところを歩いていた人の場合には、起こったことの特殊性を理解して「元の日常に戻る」という形の解決策もあるが、すでにグラグラしたところを歩いていた人の場合、より本質的な治療が必要となるのは当然だろう。ただし、すでにグラグラしていたとは言え、それまでは曲がりなりにも歩いていたことは事実であり、病気につながったトラウマ体験において本格的に「突き落とされた」ことは同じである。

トラウマ体験に直面して起こることは「コントロール感覚の喪失＝遭難」なのであるが、その感じ方は人それぞれである。「どうしたらよいかわからない」と、「道を見失った感覚」を強く感じる人もいれば、「〇〇するしかない」と、「選択肢が完全に失われた感覚」を強く感じる人もいる。いずれにしても、「自分の」足で歩いている、という感覚が失われていることは同じである。

トラウマ体験によってコントロール感覚を失うことは、むしろ自然なことである。それは、予想を超える圧倒的な出来事に直面したときに、自分の態勢を立て直すためのプロセスであるとも言える。「態勢を立て直さなければならない何かが起こっている」ということを知らせてくれるのが、トラウマ症状であるとも言える。

そして、多くの人が、その「自然なプロセス」の中で、実際に態勢を立て直していく。トラウマ体験の直後には多くの人がＰＴＳＤ症状を呈するが、最初の数ヵ月間は自然回復が多いということも、それを示すものだろう。嫌な記憶を何度も反芻しては、何が起こったのかを理解しようとしたり、人に話を聴いてもらって感情を発散したりトラウマ体験の位置づけを教えてもらったり、ということをする中で、自己・他者・世界への信頼がまた取り戻され、コントロール感覚が回復してくる。同じような体験をしてもまあ何とかなるだろう、というコントロール感覚を持つこともあれば、「そもそもほとんど起こらないことなのだから、気にしすぎても仕方がない」という形でコントロール感覚を回復させる人もいる。

そのような「自然なプロセス」の中でコントロール感覚を回復させられない人が、トラウマ治療の対象となる。そしてその治療の中心となるのはもちろんコントロール感覚を回復させることである。トラウマがごく幼い頃に起こっており、それ以前の記憶がほとんどない、という場合には、コントロール感覚の「回復」と言ってもピンとこないかもしれないが、本来持っているはずの力であると考えれば、そういうケースであっても「回復」と呼んでおきたいと思う。

「役割の変化」

トラウマ治療のメインテーマが「コントロール感覚の回復」であるということが本当に理解できれば、どんなアプローチが適切であり適切でないかを判断しやすくなる。そこで、「コントロール感覚の回復」とは何を意味するのかを考える指針として、対人関係療法における治療焦点の一つである「役割の変化」について見ていきたい。

米国の精神科医クラーマンらが開発した期間限定の精神療法である対人関係療法は、四つの問題領域のうち一つか二つを選んで治療を進めるところに特徴がある。それら四つの領域「悲哀」「対人関係上の役割をめぐる不和」「役割の変化」「対人関係の欠如」

の中でも、対人関係療法に非常に特異的な視点だと言われているものが「役割の変化」である。

「役割の変化」とは、何であれ生活上の変化への適応がうまくいかずに病気につながるときに選ばれる問題領域であるが、トラウマ体験は、まさに重要な「役割の変化」である。

「役割の変化」そのものは異常なことではなく、実際に私たちは人生において多くの「役割の変化」を体験する。あらゆる変化がストレスとなりうるが、特に変化への適応を困難にするものとして、対人関係療法では次のものに注目する。

（1）慣れ親しんだソーシャルサポートと愛着の喪失
（2）怒りや怖れなど、役割の変化に伴う感情のコントロール
（3）新たなソーシャルスキルの必要性
（4）自尊心の低下

その変化が自分の自尊心を脅かすようなものではなく、変化に伴う気持ちもだいたい「想定範囲」で、大変困難なソーシャルスキルも必要とならず、親しい人たちが相変わらず側にいて何でも話すことができ受け入れてもらえる、という状況であれば、変化への適応はより容易になろう。

特にソーシャルサポートは重要である。感情のコントロールが難しくても、それを身近な人たちが受け入れてくれれば、だんだんと適応していくことができる。また、新たなソーシャルスキルが必要とされる場合でも、ソーシャルサポートが充実していれば、何らかの形で乗り越えることができるものである。自尊心が低下するような変化であっても、そもそも自尊心はソーシャルサポートによって支えられる部分もあり、「役割の変化」を経験した自分を受け入れてもらうということを実感していくことができれば、自尊心は回復してくることが多い。

ソーシャルサポートの重要性は、トラウマ体験後にPTSDを発症するかどうかの最大の予測因子がソーシャルサポートの有無だったという解析結果にも表れている。

もともとのソーシャルサポートの質がよくても、「役割の変化」を機にソーシャルサポートが失われてしまう場合には、もちろん変化への適応は困難になる。さまざまな変化の中でも、身近な人間関係における立ち位置や社会における立ち位置が変わるような変化は、ソーシャルサポートの変化を伴うことが多いため、ストレスが大きく、それだけ精神科的障害につながりやすいということになる。

変化への適応を困難にするリストを見てみると、トラウマ体験がまさに適応の難しい変化であることがわかる。以下に、一つ一つ見ていきたい。

慣れ親しんだソーシャルサポートと愛着の喪失

トラウマそのものがソーシャルサポートの喪失と関連して起こる場合もある。たとえば、対人トラウマの中には、親しい人から裏切られるような体験によるものもある。それまではその人が重要なソーシャルサポートとして機能していた場合に、その相手がトラウマの加害者ということになると、ソーシャルサポートの喪失の意味合いはさらに深くなってしまう。単に「トラウマを乗り越えるために支えてくれる人がいない」というだけでなく、「そもそも人に支えてもらうという考え方が信じられない」という状態になってしまうからである。

また、裏切りではなくても、親しい人が自殺したり、突然亡くなったりすることがトラウマを作ることもある。これも、突然の、暴力的な、ソーシャルサポートの喪失体験だと言える。

物理的にはソーシャルサポートは維持されていても、本質的には失われてしまう、ということもトラウマ体験では多く見られる。たとえば、性被害に遭ったようなときには、それ自体を打ち明けにくいために、実質上ソーシャルサポートを機能させられない、ということにもなる。あるいは、家族の自殺など、「話してもわかってもらえないだろう」「話したら異常な目で見られるだろう」と思うような特殊な体験をしたときにも、打ち明けにくくなる。少々打ち明けてみたところすぐにジャッジメントを下されてしまい、傷ついてそれ以上話せなくなる、という人もいる。「話してもわかってもらえないだろう」ということ以前の問題として、トラウマ体験を話すという「エクスポージャー」そのものが怖ろしいため回避してしまう人もいる。症状として解離が起こっていれば、人に話すことは事実上不可能になる場合もあるだろう。

人に話すということは、情動処理という観点からも重要である。持続エクスポージャー療法でも、「トラウマ記憶を治療者に話す」ということが一つの柱となっている。情動処理の中心は、その記憶を想起して感情の体験を繰り返して馴化を進めることにあるが、これを最も有効に進めるための手段の一つが「体験を人に話すこと」である。

しかし、ソーシャルサポートの重要性は、情動処理にのみとどまるものではない。たとえば、自分の体験について詳細を打ち明けていなくても、トラウマを受けた後に、本当に必要な身の回りの世話を淡々としてくれる人、いつも変わらぬ温かさを注いでくれる人は、それだけで価値があるだろう。本人の様子を見れば、何か異常なことが起こったということはわかっても、あえてそれに触れず、腫れ物扱いもせず、基本的なケアを提供してくれる、ということは、とても貴重なソーシャルサポートとなる。これは、ジャッジメントをすることなく安全な環境を提供してくれている、ということであり、他人や世界への信頼の回復につながっていく。「トラウマを受けたから」何らかの扱いを受ける、というのではなく、「トラウマを受けたくらいのことでは」何も変わらない、ということは、明らかに無条件の肯定的関心である。

トラウマを専門としない治療者の中にも、このタイプの人は見られ、患者に安心を提供している。たとえば、深い理由を聞かずに身体的愁訴に対して淡々と対応してくれるような人である。トラウマ体験後に、そのような「変わらない、安定した場所」があるということは大きな意味を持つものだ。地割れして突き落とされた未知の場所に、少しでも見覚えのある要素があればホッとするだろう。

これは、本人のトラウマ体験を否認するということとは異なる。トラウマ体験を否認するということは、本人にトラウマ体験前と同じ機能を要求するということである。そのような不可能なことを要求されると、本人はできない自分が不安になり、周囲との距離を感じ、さらにコントロール感覚を失ってしまうので、まるで逆効果である。

なお、トラウマの結果として起こってくる症状も、ソーシャルサポートの断絶につながりうるものである。「もう気にしないように」と言ってもいつまでもトラウマにしがみつくように見える人に対して、周囲は「理解できない」「すっかりおかしくなってしまった」などと思うことがあり、関係性のずれにつながっていく。また、対人関係を回避したり、怒りを爆発させたり、という対人関係面の症状も、直接ソーシャルサポートの質を損ねることになる。これらの症状を症状としてアセスメントしないと、周囲が本人にジャッジメントを下すようにもなり、ソーシャルサポートの提供どころか本人を傷つけることになりかねない。

怒りや怖れなど、役割の変化に伴う感情のコントロール

これもトラウマにおいては極めて大切なテーマである。そもそも、「役割の変化」を乗り越える上で、感情は重要な役割を果たす。私たちは、自分にとってその状況が何を意味するのかを、感情を通して知っていくものである。悲しみという感情からは何かを喪失したことを知り、不安という感情からは未知のものの存在を知る。怒りという感情からは、不本意な何かが起こったことがわかる。

「役割の変化」を乗り越えていくということは、断絶してしまったように見える「人生の道のり」を再び見出していくということであるが、現在地点を知らせてくれるのが感情であると言える。感情を感じ、表現し、肯定してもらう、という作業は、「役割の変化」という「遭難」から抜け出すためにはとても大切な道標となる。感情を否認してしまうと現在地点が全くわからなくなるし、感じた感情を否定されてしまうことは、せ

っかく見つけたと思った道標の方向を曲げられてしまってどちらだかわからなくなってしまうような体験となる。

このように重要な感情であるが、トラウマを体験すると、圧倒的な感情のためにかえってコントロール感覚を失うということが起こる。トラウマ体験直後には多くの人がPTSD症状を経験するものだが、それは恐怖を中心とした症状である。それを「普通のこと」として認識することができなければ、コントロールできない強い感情に圧倒されてしまうだろう（逆に、「トラウマの直後には普通に見られることで、やがて落ち着く」ということを理解していれば、感情そのものをコントロールできなくても、コントロール感覚を決定的に失うことには至らないだろう）。あまりにも怖ろしいために、回避したくもなる。また、自分がいつまでもそんなネガティブな感情を抱えているということを認めたくないという気持ちが働く人もいる。いずれの動機にせよ、回避に入ってしまうと馴化が進まなくなり、感情はいつまでも強いまま保たれる。そして、侵入的な再体験症状やトラウマを思い出させるきっかけによって強い感情を体験する、という不規則な波に翻弄されるようになると、コントロール感覚の喪失感は深まっていくだろう。

対人関係における感情コントロールの障害も、特に対人トラウマを体験した人には多く見られる症状である。治療の中でよく検討すれば、どんな意味を持った症状であるか、どんなときにコントロールが難しくなるか、という規則性を見つけることはもちろんでき、そういう意味では対処可能なのだが、それを知らない段階の本人にとっては単に「コントロール不能」と感じられる。人と接触するとコントロール不能な感情に振り回される、ということから、対人関係全般に回避的になる人も少なくない。すると、ソーシャルサポートという観点からも、「役割の変化」をますます乗り越えにくくなる。

新たなソーシャルスキルの必要性

トラウマにつながった出来事の結果として、生活環境がガラリと変わってしまう人もいる。たとえばＤＶから逃れて家を出る、親の自殺によって経済レベルが全く変わる、仕事の場面でのトラウマのために仕事を続けられなくなる、トラウマの結果身体に障害を負い、それまでの社会機能が保てなくなる、などという場合である。そういう場合には、まさに、生きていくために新たなソーシャルスキルの必要性が生じるだろう。ただでさえ適応困難な時期にいるのに、新たな要求があると知ると、「自分にはとても乗り越えられない」と感じるものだ。

「トラウマに関連した症状を持ちながら暮らすこと」も、トラウマ後に必要となるソーシャルスキルである。フラッシュバックのような症状と折り合いをつけるということもその一つだが、より本質的なこととして、特に対人トラウマのときに見られる対人関係への影響がある。他人に対する過度の警戒心、対人関係における感情コントロールの困難、怒りの爆発、境界設定の難しさ、という一連の症状を持ちながら、現在の人間関係をこなしていく、ということにはそれなりのソーシャルスキルが必要である。

対人関係療法はまさにそれを焦点とした治療法であるが、症状を持ちながら現在の対人関係に適応していくことは、結果としてコントロール感覚を増し、病気を治療する効果にもつながる。

自尊心の低下

コントロール感覚を支えるものの一つに、ある程度の自尊心がある。本書の文脈で言えば、自尊心とは、自己・他者・世界いずれへの信頼とも関わるものである。自分の力をある程度信頼することができ、他人は自分をある程度尊重してくれると信頼でき、世界は自分をある程度受け入れてくれることが信頼できる、という感覚である。

「役割の変化」が自尊心を低下させるような性質のものだと、それだけ適応が困難になる。それまでの自分のアイデンティティを脅かすようなものだと考えるとわかりやすい。トラウマは、まさに自尊心を一瞬のうちに破壊してしまうような性質を持つことがある。その最も深刻な例として知られているのは性被害であるが、それ以外にも、対人トラウマはいずれも自尊心へのダメージを伴うものであると言ってよい。なぜかと言うと、対人トラウマの本質は、他者に対する信頼の喪失以上に、自分自身に対する信頼の喪失であると思うからだ。

天災などとは異なり、対人トラウマの場合には、その発生に自分が加担していたかのように感じられることが多く、幼少期の性的虐待ですら「自分が誘発した」と思い込んでいる人は少なくない（実際に、加害者がそう思い込ませるような言動をとっている場合も多い）。対人トラウマを体験した人で、自尊心をあまり低下させていない人を私は見たことがない。そして、自尊心が低下するような「役割の変化」は乗り越えにくいものであり、対人トラウマもやはり乗り越えるのが困難なものである。

「役割の変化」の治療

「役割の変化」の治療目標は、「新たな役割での熟達感を育てること」である。簡単に言えば、新たな役割で、それなりのコントロール感覚を持ってやっていけるようになることである。したがって、対人関係療法の「役割の変化」というフォーミュレーションは、トラウマ治療にまさにぴったりのものである。

対人関係療法ではどのようにして「役割の変化」の治療を進めるか、ということについて、詳しくはマニュアル等をご覧いただきたいが、まずは「変化」としてフォーミュレーションすることだけでも治療的である。「役割の変化」というフォーミュレーションは、患者に何が起こったのかを整理して説明する効果がある。起こったことにまだ何も対処できていない状態であっても、「何が起こったのか」「今は何が起こっているのか」を知り、「この状態はずっと続くわけではなく、また安定して生きていけるようになる」ということを認識し、「事態を改善するためには何をすればよいのか」を把握することは、明らかにコントロール感覚につながる。

次章で「医学モデル」について述べるが、対人関係療法では「医学モデル」を用い、症状についても「病気の症状」としてきちんと説明していくため、患者は、自分に起こっている圧倒的かつ奇怪な現象についても、その根拠と見通しを知ることができる。そして、「普通のトラウマ反応として理解可能なもの」「病気の症状としてよく見られるもの」という位置づけをし、「トラウマ反応はやがておさまる」「病気は治療可能」ということを学んでいけば、コントロール感覚は強まってくる。

また、対人関係療法では、前述した四点「ソーシャルサポート」「感情」「ソーシャルスキル」「自尊心」に注目しながら、現在の対人関係機能を改善することに焦点を置いていく。現在の対人関係は、自己・他者・世界いずれへの信頼にも関わる重要なテーマである。

新たな役割におけるソーシャルサポートを育てるということは、変化を機に変質してしまった関係のずれを是正して再び機能するようにしていくことであったり、新たなサポート源を見つけるということであったりする。その際には、自分の感情を認識して治療の中で表現し、可能であれば身近な他者にも表現して受け入れてもらう、という体験を積み重ねていく。これは、変化の位置づけという意味合いを持つと同時に、自分の気持ちを身近な人たちに理解してもらい対人関係のずれを改善する効果もある。それはそのまま現在の生活でのソーシャルサポートの構築につながり、病気の治療としても有効であると同時に、実生活において本当に役立つ成果となる。

コントロール感覚の回復につながる態度

このように全体の文脈を「役割の変化」として見ると、治療法として対人関係療法を行うかどうかに関わらず、どのような姿勢が望まれるかがわかると思う。濃霧の中で遭難している人に対して、「今は遭難しているけれども、脱出法がありますよ」と教えてあげることはとても意味があるだろう。この点において治療者は積極的であるべきである。これは、心理教育という形をとるだろう。適切な心理教育は、コントロール感覚の回復に貢献するものである。トラウマ体験者に対する心理教育は、治療という環境でなくても役立つことが知られている。「トラウマ反応は、衝撃的な体験をした後の人には普通に起こることで、やがて回復する」と知らされるだけでも大きな安心効果があるからだ。

一方、「私がすべての正解を知っていますよ」という態度は、コントロール感覚を妨げるものである。患者は「すべての正解を知っている」全能の治療者におうかがいを立てるようになるだろう。これでは治療者にコントロールされる患者が作られるだけで、患者自身のコントロール感覚は育たない。

治療者は何を教えるべきで、何を教えるべきでないか、と考えると、やはり、その鍵は「治療者は病気の専門家であって、人間の専門家ではない」というところにあるのだと思う。治療者は、病気について説明できるし、病気の治療法を教えることはできるが、選ぶのは患者である。患者には自分に関することを選ぶ権利も能力もある。その能力は、病気の症状の影響を受けて、失われているように見えるかもしれない。**しかし、患者は**

トラウマの影響を受けているだけで、患者本人は何ら損なわれていないのである。

トラウマを「傷」として見ない、という視点は157ページで改めて述べるが、そもそも、「自己への信頼を取り戻すこと」を治療目標に掲げるのであれば、治療者が患者を信じるのは必要条件だろう。患者本人は、少なくとも病気の最中には、自分自身が損なわれたと思っており、自分自身が選ぶことなどできないと感じているものである。したがって、治療者こそが「患者は正解を知っている」ということを心から信じている必要がある。私の今までの臨床経験からは、その治療者の信念は、持ち続ければ必ず患者にも伝わる。やがて、少しずつ、恐る恐る、患者もその信念を共有し始めてくれるものである。

前章で述べた、アセスメントとジャッジメントの違いも、コントロール感覚に反映される。アセスメントであれば、コントロール感覚を回復させる土台を作ることができるだろう。適切なアセスメントは、進むべき安全な道を示してくれる効果があり、そこをどのようなペースで進むかは患者に任されるからである。患者は、安心して、自分で納得しながら、回復のプロセスを歩むことができる。

【症例】

B子は、デートDVによるトラウマがあった。摂食障害の治療を受けに来たときは、すでにトラウマ体験から数年が経過しており、PTSDと診断できるほど著しい再体験症状は残っていなかった。しかし、強い回避症状と、中等度の覚醒亢進症状が残っていた。B子は、他人に対して心を開けない自分を「社会性がない」と思っており、そんな自分は社会人失格だと思っていた。しかし、摂食障害の治療の中で、トラウマ体験を「ぽろりとこぼした」ことをきっかけに、「社会性のなさ」だと思っていたものがトラウマによる回避症状だということを知り、治療の中で少しずつ改善していけるものだということを知って、大きく安心した。

一方、ジャッジメントを下してしまうと、患者は自らの位置づけを見失ってしまう。ジャッジメントそのものに暴力性があるということを前章で述べたが、ジャッジメントを下されるということは、小さな（場合によっては大きな）トラウマ体験となる。トラウマという言葉の使用が不正確だと思われるのであれば、「役割の変化」でよいが、いずれにしても、自分が回復の道のりを歩いているときに、突然、ジャッジメントによって突き落とされるのである。そして、自分の回復のプロセスすら疑うようになってしまい、その場に立ちつくしてしまうか、何とかしたいと無計画に動き回ることになるだろう。

【症例】

アルコール依存の夫によるDVからようやく逃れ出たC子は、支援者のサポートも得て、少しずつ「自分がやっていくべきこと」を見出しつつあった。自分がひどい扱いを受けていたということ、夫の暴力は自分が責任を負うべきものではないことも、少しずつ、腑に落ちてきたところだった。まだまだ道のりは長かったが、ようやく「出口」が見えてきた気がしていた。

C子には娘がいた。DVを見て育った娘には、いくつかの深刻な症状が出ていた。C子がDVからの脱出を決意した一つの大きな理由が、娘の精神症状だった。

生活の基盤ができた頃、娘もようやく受診に納得したので、C子は娘を精神科に連れて行った。すると、DVの夫がアルコール依存だった、という情報を聞いた治療者はC子に対して「共依存ですね。暴力については確かにあなたは被害者ですが、娘さんの症状についてはあなたも共同責任ですね」と言った。

C子は深く傷つき、同時に、治療者が言っていることが正しいのではないかと思い、呼吸が苦しくなり、その後の治療者の言葉をよく覚えていないという。そして、自分はやはり母親として失格なのではないか、今後母子家庭で娘を育てていくことなどできないのではないか、という不安が次々と浮かび頭の中を占めるようになった。

「共依存」という概念は、自分の問題だという意識を全く持たずに他人の問題に関わっている人にとっては有効に働く場面もあるのかもしれないが、少なくともこのように用いられるときは鋭利な刃物のような暴力性を持つということがおわかりいただけると思う。すでに罪悪感を持っている人にとっては「とどめ」のような役割を果たしてしまうのである。この場面での「共依存」という評価は明らかなジャッジメントであり、アセスメントなどではない。そしてジャッジメントという暴力の結果としてC子は解離症状まで起こしている。

このジャッジメントを受けるまでのC子は、着々とコントロール感覚を取り戻しつつあったと言えるが、この出来事以来、支援者のサポートも十分に耳に入らないようになってしまったそうだ。何を言われても、「でも本当は治療者が言ったことが正しいのではないか」と思ってしまうからだった。そして、一人で娘を育てていくという道のりすら見失ってしまい、不安と自責の悪循環に戻ってしまった。

同じように治療者が「何かを言う」のであっても、B子のケースのように「症状に名前を与える」のと、C子の治療者のように「症状を解釈する」のとではまるで意味合いが違うことがよくわかると思う。

C子の治療者は明らかにC子の回復のプロセスを妨げているが、コントロール感覚を育てるためには、患者が自分自身のプロセスを歩めるような環境を作る必要がある。そのことを次章でさらに考えていきたい。

第三章

「病気」という現実に向き合う

——治療の位置づけ

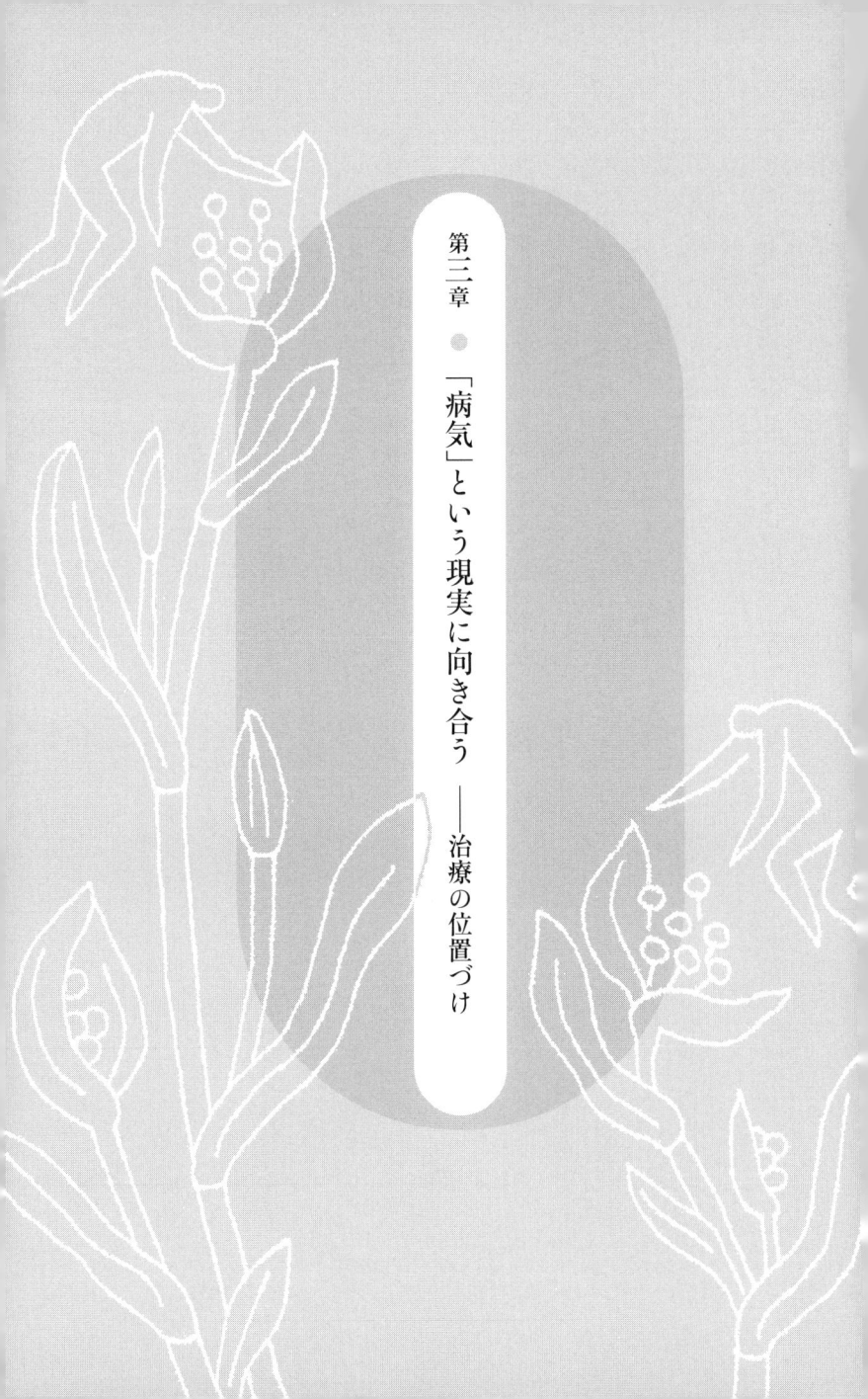

「病気扱い」が嫌われる理由

本書は、「医学モデル」を前提として書かれている。つまり、トラウマ関連の病気を、「治療可能な病気」として扱っていく、という姿勢である。「治療者は病気の専門家であって人間の専門家でない」ということも、「アセスメントとジャッジメント」も、すべては「病気」という前提を認めた上に成り立っている。

「医学モデル」は、対人関係療法の基本戦略として用いられるものである。対人関係療法はエビデンス・ベイストな精神療法としては認知行動療法と双璧をなす存在として位置づけられているが、PTSDに対しても適用されつつある。すでに行われたパイロット研究の結果は有望である。現在、NIMH（米国国立精神保健研究所）から研究費を得て、持続エクスポージャー療法、対人関係療法、リラクセーションを比較する臨床研究が行われており、その結果が待たれているところだが、手応えは良好のようである（Markowitz, 2010 私信）。日本語で読める本としては、一般向けであるが、『対人関係療法でなおす　トラウマ・PTSD』がある。

対人関係療法では全般に「医学モデル」をとる。患者の状態を治療可能な病気として見る考え方で、患者には「病者の役割（parsons）」が与えられる。そこでは、健康な人の役割である社会的義務などがかなりの程度免除され、その代わりに自らの病気を「治すべきもの」として認めて治療に協力するなど患者としての義務が生じる。これは、健康な人の役割を果たせていない患者の罪悪感を減じて治療に集中させる効果があると同時に、患者がやるべきことやできることを明確にして周囲との役割期待のずれを解消する効果がある。「医学モデル」は多くの病気に対して極めて効果的に機能するが、本章では、トラウマ関連患者へのジャッジメントを手放す上での「医学モデル」の役割を考えていきたい。

トラウマ関連の病気に対して「医学モデル」を適用することについては、歴史的に、「病気というレッテル貼り」「医者によるパターナリズム」として決して評判のよくない側面もあった。トラウマ体験者にとっては、レッテル貼りをされたり、パターナリズムに支配されたりすることなく、エンパワーされることの方が重要だという考え方にはもちろん私も大賛成である。

しかし、そこで本質的に忌み嫌われていることを考えてみると、それは決して「医学モデル」そのものではなく、「医学という道具を使って患者をジャッジする姿勢」であることがわかってくる。

たとえば、「病気というレッテル貼り」と感じられるのはどういうときかと言うと、自分が病気だと思っていないものを病気扱いされるときだろう。自分が一人の人間として感じたり考えたりしていることをまともに聴いてもらえず、「病気」と決めつけられてしまうような状況だ。そのようなときの「病気」は「異常」「不適切」「理解不能」というようなニュアンスで用いられる。このような「病気」の使い方は、実際には「医学モデル」そのものの問題ではなく、むしろ「医学モデルを採用していないことの問題」と言えるだろう。

患者の状態を本当に病気として見れば、「本人」と「病気」はもちろん別のものになる。本人は病気そのものではない。病気になりたくてなる人はいないし（疾病利得がある場合には別だが、その場合も、より大きなストレスがあるので病気になる方がまだ「まし」というだけの消極的選択である）、病気の症状を自分でコントロールすることはできない。つまり、「本人」は、「病気」という体験をする側であり、「病気」そのものではない。

したがって、「医学モデル」を適用していく際には、「病気」そのものの症状だけを見るのではなく、「病気という体験をしながら暮らしている本人」も視野に入れる必要がある。たとえば、トラウマ患者が、感情コントロールの障害を抱えて暮らしているとしたら、その「感情コントロールの障害」を症状としてとらえると同時に、そのような症状を抱えて暮らす本人の苦しさや不安も視野に入れるということである。これはたとえばインフルエンザの患者などに対しては自然にやっていることで、高熱を症状として見ると同時に、高熱があれば苦しいということも認識しているものだ。ここまでを視野に入れて初めて、適切なアセスメントと言うことができる。

患者が訴えることの中には、もちろん症状そのものもあるのだが、同時に「病気という体験をしながら暮らしている本人」としての感じ方もある。それらを一緒くたにして「病気」として切り捨てる態度は、「医学モデル」ではない。そこでは「病気という体験をしながら暮らしている本人」という視点が決定的に欠けている。まるで、病気になったら最後、「本人」が「病気」に完全に吸収されてしまい、「本人」が消えてしまうかのようだ。「病気」と決めつけられると突き放されたように感じるものだが、「病気という体験をしながら暮らしている本人」が視野に入っていないことを考えれば、事実上無視されているということであり、突き放されたように感じるのは当然のことと言える。

実際には、「本人」が消えることなどはなく、治療作業はその「本人」との共同作業となる。「医学モデル」を用いてきちんとアセスメントすれば、どの症状に対してどんな対処をすることが最も適切か、という話し合いにつながっていくはずで、「病気」と決めつけることでコミュニケーションを封じるような態度にはなりえないだろう。

もう一つの、「医者によるパターナリズム」として感じられるのは、「君は病気なんだから、医者の言うことをおとなしく聞いていればよいのだ」というようなときだろう。自分は納得していないことであっても、「患者は医者の言うことを聞いていればよい」という理屈のもとに強制される、ということである。

本来、「君は病気なんだから」の後に来るべきなのは、「その病気に対して効果がある治療を受ける必要がある」だろう。「医者の言うことを聞く」というのは、確立された治療法ではない。それどころか、PTSDに対する有効な治療法として位置づけられているものはいずれも患者との共同作業を基盤にしたものであり、決して「医者の言うことを聞く」という一方的な姿勢を持つものではない。これは当たり前のことで、前章で述べたように、トラウマ患者にとって、コントロール感覚を取り戻すことこそが重要なテーマだからである。本人からさらにコントロール感覚を奪うような、「僕に任せておきなさい」というパターナリズムは最も相性が悪い姿勢だと言えるだろう。

こうして見てくると、嫌われているのは「医学モデル」そのものではなく、「医学」を使って患者をジャッジする姿勢なのだということがわかる。そして、そこで使われている「医学」という概念は、決して本当の医学を反映しているわけではない、ということもわかるだろう。本当に医学的なアセスメントをすれば、「病気というレッテル貼り」

は極めて不正確だし、パターナリズムを押しつけることと同様に治療阻害的だということがわかるからである。

ＰＴＳＤは「怪我」か「病気」か

「医学モデル」に基づいて話を進めていくに当たって、まずＰＴＳＤが病気であることを確認しておきたい。

ＰＴＳＤが病気であると言うと違和感を覚える人もいるが、それはやはり「外傷」によるものだからであろう。病気と言うよりも怪我と言った方が腑に落ちるという治療者もいる。しかし、外傷によるものであっても、たとえば怪我をしたときに細菌感染し、その細菌が血中に入って敗血症になった、というときに、敗血症を怪我と呼ぶだろうか。最終的には命にも関わる敗血症は、全身疾患であり、明らかに病気である。つまり、そのきっかけが何であろうと、敗血症という病態が完成した以上、それは病気と呼ぶべきものである。ＰＴＳＤについても同様に考えることができると思う。

これはＰＴＳＤの疫学データを見るとよりわかりやすい。トラウマ体験の直後には多くの人がＰＴＳＤ症状を呈するが、多くのＰＴＳＤが、治療をしなくても自然回復して

くる。自然回復の多くは最初の一年以内に起こり、そして、一年を超えて持続している
PTSDは、治療をしないで症状が改善する見込みが少ない、ということが示されている。

怪我であれば、時間がたてば癒えてくるはずである。自然回復が最初の一年以内に集中している、ということはそれを反映するものだろう。ところが、それ以上持続して治療対象となるようなPTSDでは、「時間がたてば傷口が癒える」というような状態ではなく、「傷口が膿んでしまいさらに複雑な状態になっている」という印象を受ける。

つまり、きっかけは確かに外傷であり、PTSD症状は外傷を受けたときの反応としては極めて正常なものと言ってよいのだが、それが癒えることなく維持されているという構造の部分が「病気としてのPTSD」だということだ。これは一種の悪循環の構造であって、治療的な働きかけをしなければ、悪循環に陥り続けて回復のプロセスを阻害することになる。

その悪循環を維持するものとしては、前章で述べたような「役割の変化への適応を困難にする因子」（35ページ）が考えられるが、実際にトラウマ患者を診ていると、自分自身へのジャッジメントを繰り返して自分を傷つけ続けている、という印象を持つ。トラウマ体験そのものについても自分自身へのジャッジメントを繰り返し、「病気の症状」と「自分」を混同して自分自身へのジャッジメントを繰り返し、ということを続けてい

るのだ。つまり、「怪我」としてのトラウマ体験をした後に、その古傷をいじって傷つけることを繰り返した結果「病気」にまで発展する、と考えるとわかりやすいのではないだろうか。

明らかなジャッジメントによって古傷をいじる場合だけでなく、トラウマ体験の記憶を徹底的に回避しても病気になる。それは、「回避」すると「怪我」が自然に治る環境すら奪われてしまうと考えればわかりやすいだろう。それだけでなく、その「回避」がそもそも「自分はトラウマ体験を思い出したら耐えられない弱い人間だ」という強烈なジャッジメントの上に成り立っているものだということを考えれば、結局は同じ構造があることがわかる。つまり、回避そのものがジャッジメントになっている、ということである。

「医学モデル」が持つ意味

一般に、「医学モデル」を適用することの最大のメリットの一つは、患者の責任の範囲を明確にすることによって罪悪感を減じることである。

たとえば、ＰＴＳＤは、ＤＳＭなど標準的診断基準で規定される一連の症状群を持つ病気である（ＰＴＳＤの診断基準そのものには議論があり、今後も内容が改訂されていく可能性はあるが）。フラッシュバックなどＰＴＳＤの再体験症状は患者を直接脅かすものであるし、回避症状や覚醒亢進症状は、患者の生活の質を下げる。感情コントロールの障害や、境界設定の問題などは、患者の対人関係に障害をきたす。これらの症状が、次なるトラウマ体験を引き起こすこともある。つまり、ＰＴＳＤの症状は、生活のあらゆる領域を侵し、生活に多大な影響を与えるわけだが、それを「病気の症状」として見ないと、患者が背負うものは不当に大きくなりすぎる。これはうつ病など他の病気についても同じことである。

そもそも、病気の症状は、患者が好んで発症させているものでもなければ、一つ一つの症状に患者の意思が反映されているわけでもない。患者は自分が体験しているものが名前のある病気の症状であることも知らない場合が多く、突然始まったコントロールできない現象の前にただ無力に立ちすくんでいる、ということもある。あるいは、子ども時代の虐待など反復する対人トラウマの中で育ってきた人の場合には、トラウマに対する反応として起こってきたパターンを、自らの「もともとの性格的特徴」とすら思っている場合も少なくない。トラウマ体験者は、多かれ少なかれ、現在起こっていることが「自分が弱い証拠」「自分には人間として何かが欠けているという証拠」として見ている。

つまり、症状という、本来は本人の責任でないものを、本人の責任として受け止め、罪悪感を抱いているという構造である。

罪悪感は、トラウマ患者以外においても治療プロセスを妨げる主な要因の一つであり、対処が必要なものだが、特に対人トラウマを持つ人にとって、罪悪感は深刻なテーマである。44ページで前述したように、対人トラウマを持つ人にとっての本質的な問題は、自分自身に対する信頼の喪失だからである。回復のプロセスにおいては自分自身への信頼を取り戻す必要があるが、罪悪感はそれに逆行するものである。

症状は症状に過ぎず、自分の落ち度ではない、と知ることは、自分自身へのジャッジメントを手放すことにつながる。私の今までの臨床経験からは、「これはPTSDの症状ですね」と言われた患者は本当にホッとするものである。自分はなぜこんなことが手放せないのだろう、自分はなぜこんなふうにしか振る舞えないのだろう、と自分を責めている患者にとって、「それは病気の症状であって、今症状が出ていることは当然のこと」と教えてもらうことは安心できる体験となる。ここでの「医学モデル」は、患者自身へのジャッジメントを手放し、患者自身の現在のありのままを受け入れるために役立っていると言える。

自分自身に対する信頼の喪失は、治療の過程でもいろいろな形で現れる。たとえば、患者にPTSDなどトラウマ関連の診断を下した場合、患者は往々にして「自分は大したことでもないことを大げさに訴えてしまったのではないか」「本当は自分は傷ついていなかったのに、嘘をついてしまったのではないか」という迷いを表現するものである（そして、周囲にもそんなことを言う人が現れることが多い）。これはかなり典型的に見られることで、診断を補強するものですらあるが、自分に対する信頼がどれほど損なわれているかを示す例だろう。

そのようなときに、「医学モデル」をしっかりと維持するのはとても有用である。「その感じ方はPTSDの人が共通して感じるもので、今そうやって感じていることそのものが、PTSDという診断をさらに確定するものです」と私はよく説明するが、患者はこの説明にある程度納得して落ち着くことも多い。もちろん、またしばらくすると「大げさに訴えてしまったのではないか」という気持ちが出てきて揺れ動くのだが、それもまた同じ枠組みに収めていくことができる。

何が症状であるかを知ることは、罪悪感を減じるだけでなく、コントロール感覚の回復にもつながっていく。コントロール感覚はトラウマ治療のメインテーマとも言えるものだが、「自分には何が起こっているのか」を知り、「何が病気の症状であって、どういう治療を受けることで改善が期待されるのか」を知ることは、コントロール感覚に大きく貢献するだろう。単なる一般的な説明にとどまらず、患者本人の文脈に合わせてトラウマ体験の意味を明らかにしたり、「これが症状」と位置づけたりしていくことは、とても大切な作業となる。

この作業は、「治療の過程で起こること」についても行っていくことが重要である。特に注意が必要なのは、治療プロセスの中での「役割の変化」の時期である。たとえば、性的トラウマなど強いトラウマ体験をした人の場合、長い間、解離や否認によってトラウマ体験そのものを「忘れてしまっている」人が多い。これは、向き合うには圧倒的すぎる体験をしたということを考えれば、むしろ当然のことでもある。そのような人が、治療の文脈の中で、あるいはより最近の同様の体験をきっかけに、自らがトラウマ体験者であったということを思い出す瞬間がある。もちろん、回復のプロセスという観点からはこれは「前進」であるのだが、体験する本人にとっては強烈な「役割の変化」の時期であり、とても「前進」とは感じられないことが多い。トラウマ症状が強烈に賦活されることが多いし、自分がおかしくなってしまった、と感じられることも少なくない。自分はこのままどうなってしまうのだろう、という強い不安にもとらわれていく。

そのようなときに、これは極めて正常な反応であって、永続するものではなく、回復のプロセスにおいては前進なのだ、ということを明確にしておかないと、患者はその「役割の変化」についていけず、治療からも脱落しかねない。説明する際には、解離という症状の意味を説明するとわかりやすいかもしれない。それは、対処できない感情的体験から自分を守るための防御能力であり、ここまでは自分を守ってくれてきたものだ。しかし、回復のプロセスの中で、その「防御」がはずれて、今、トラウマ体験を自覚するようになった。そのために強い症状を感じているが、それは「悪くなった」ということではなく、トラウマという感情的体験を処理していくためには必要なことであり、前進である。そして感情は安全な環境で表現していくと落ち着いていくもので、治療プロセスの中では必ず落ち着いてくる。以上のような位置づけをすると、同じくトラウマ症状が賦活されている状況であっても、「役割の変化」を乗り越えやすくなるだろう。

そして、大きな見通しだけでなく、目先のことも一緒に考えておく必要がある。治療者にとっては「ではまた来週」なのだが、患者はその一週間、強烈に賦活されたトラウマ症状と共に、自分はどうなってしまうのだろう、という不安を感じながら生きていかなければならない。「今週はこんな気持ちが出てくるかもしれないけれども、それはこの時期に特有の症状なので、必要以上に意味を感じなくて大丈夫です。症状自体はつらいと思いますが、それ以上の問題はありません」と症状への対処の仕方を説明したり、仕事にはどんな心構えで臨むとよいのかを考えたり、子どもがいる人であれば、子育て上予想される困難について一緒に考え、対策を練っておいたりする。「役割の変化」のときには、日常生活上に何らかの平凡な目安があると過ごしやすいので、「今週は、いろいろなことができなくなると思いますが、食事だけは一日三回とるようにしましょう」などという提案も有効な場合がある。

私は、可能なときには、患者の身近な他者にも「今は大変な時期」ということを伝えるようにしている。患者が強烈な「役割の変化」を体験しているとき、身近な人がそれを知らないと、不和にもつながるからだ。「役割の変化」のテーマが共有できればそれだけサポートしてもらいやすいだろうが、内容を話したくないと患者が希望するのであれば（性的トラウマの場合には多いことだが）、「治療上、とても感情的に動揺しやすい時期になっていますので、どんな言動に対しても批判的にならず、安心できるようにしてあげてください」ということだけを頼む場合もある。

なお、トラウマ患者は、感情的な負荷がかかると解離しやすいため、自らがトラウマ体験者であったことを思い出すという強烈な体験の中では解離してしまうこともある。したがって、「トラウマ体験を思い出したときに取り乱していなかった」ということを根拠に、この患者なら大丈夫だということを判断すべきではない。これはトラウマ患者に向き合っていくときの全体的な原則とも言えるが、感情的に負荷がかかっているはずなのに手応えが見られないときには、解離している可能性を常に頭に置く必要がある。患者は穏やかに微笑んですらいるかもしれないが、そんなときは要注意である場合が多い。

対人関係上の役割期待のずれを埋める

「医学モデル」をとることの大きなメリットの一つに、対人関係における役割期待のずれに関わることがある。

特に対人トラウマを持つ人は、感情コントロールの障害や対人不信という症状を強く持っている。これは、確実に現在の対人関係に影響を与えるものであり、身近な他者は患者のそのような症状に振り回され対処に困っていることが多い。たとえば、ちょっとしたきっかけで突然激しく怒り出す、自分の気持ちを話さない、「利用されている」と被害的になりやすい、などという特徴は、身近な他者にとっては大変悩ましい結果につながりうる。

そういうパターンに対して、「気持ちを言ってくれなければわからない」などと一方的に要求していっても、不毛な結果に終わることが少なくない。気持ちを話せない、ということが病気の症状として現れてきているものだということを知らなければ、「本人さえその気になれば変化を起こせるはず」と期待するのが普通である。その役割期待を放置すると、不和にもつながっていく。

それらのパターンを「病気の症状」として明確に位置づけていくことは、いくつかのメッセージを含む。「これは本人が好きでやっていることではない」「本人にとってもマイナスの結果を生んでいる」「治療という形でしか、このパターンに取り組んでいくことはできない」「適切な治療を受けていくことで、プラスの変化を起こすことができる」などというものである。いずれも、役割期待のずれを埋める上で重要なことである。

相手の不適切な言動を「病気の症状」と認めてしまうと、相手が開き直ってしまい、常に「病気」と言えば許されると思ってしまうのではないか、と懸念する人も少なくない。しかし、「医学モデル」を適切に用いるということは、患者の状態を「治療可能な病気」として見るということであり、患者には治療を前提とした「病者の役割」（55ページ）が与えられる。単に「病気だから仕方ないですね」と諦めることだけが「医学モデル」ではない。

なお、「病者の役割」の与え方は、決して暴力的にすべきではない。特にトラウマ患者に対しては細心の注意が必要である。トラウマ患者は、あらゆる押しつけに敏感である。薬物療法を使いにくいのも、「異物の侵入」ということに対して警戒心が働くからであることが多い。処方されている薬を飲んでいない人も私はたくさん知っている。事を荒立てないために薬は受け取るけれども決して飲まない、というところで、その人たちは自らを守っているのだと思う。

「病者の役割」にしろ、薬物療法にしろ、トラウマという文脈をよく理解しながら与えないと受け取ってもらえないどころか、さらなるトラウマ体験にすらなってしまうだろう。その際も重要なのは安心とコントロール感覚である。たとえば、「病者の役割」を引き受けるかどうかの時間的猶予を患者に与えるのもよいだろう。患者に自由に質問してもらい誠実に答える、という状況を作るのもよいと思う。何よりも、「いつでも自分の意思でやめられる」という逃げ場の確保、その際の方法も明らかになっているとよい。出口が確保されている部屋で、患者が納得のいくまで壁を叩き、安全を確保しながら作業を進める、というようなイメージの治療が大切なのである。

つまり、「病者の役割」を引き受けることについても警戒的になるという態度をトラウマ関連の病気の特徴としてアセスメントし、その特徴に適した対処を考える必要があるということだ。「治療が必要なのに前向きになってくれない」とジャッジして憤ったり嘆いたりしている場合ではない。

役割期待のずれとジャッジメント

ジャッジメントは役割期待のずれがあるところに起こりやすい。「異物」として認識されるものの方がジャッジメントの対象になりやすいからである。そもそもジャッジメントは、「異物」を自分の中で位置づけて消化しようとする試みであるとも言える。

自分が期待する通りに振る舞ってくれない相手はまさに「異物」である。そんな相手に対して私たちはストレスを感じがちであるが、そのストレスである「あの人の振る舞いは不適切だ」という感じ方そのものがジャッジメントである。

「医学モデル」によって症状と知るだけでもかなりの程度ジャッジメントを手放すことができるのは、役割期待のずれが解消するという要素がもちろん大きい。症状として認識するまでは、トラウマ患者の言動はまさに「異物」であり、「人間として不適切な振る舞い」に見えるだろう。特に、対人関係面に現れる症状は著しい「異物」として体験される。これらの症状も、「症状」として積極的に認めていけば、対人関係に致命的な影響を与えずにやっていくことができる。

しかし、症状としての認識だけでは不十分だということも少なくない。患者の家族などによく言われるのは、「いくら症状だと言われても、人間としてどうしてもついていけない」というようなことである。これは、「人間であれば、現在病んでいるとしても、最低限こう振る舞ってほしい」という役割期待があって、患者がその枠から逸脱してしまうので、「ついていけない人」とジャッジしてしまう、ということだろう。もちろんこのようなジャッジメントは人間関係の質をそのまま苦しいものにし、さらに役割期待のずれを生んでしまう。

このようなケースにおいては、「何がメインの症状なのか」を明らかにすることでうまくいく場合も多い。

【症例】

対人トラウマを持つD子は、特に目上の男性から理不尽な押しつけをされたと感じると怒りが爆発するという特徴があった。その標的となることが多いのは会社の男性上司であった。D子は上司への恐怖感もあったため、怒りを本人に直接表現することはできず、帰宅後に夫に向かってぶちまけ、同意を求めた。しかしそのD子の話の内容が「明らかに行きすぎた人格攻撃」と感じる夫は、「上司には悪気はないはずだ」「会社員にはよくある話」「君ももっと大人にならなければいけない」などといさめようとしていた。夫がそのような態度をとると、D子の怒りの矛先は夫に向いてしまい、今度は夫が罵詈雑言を浴びせられる、ということが繰り返されていた。

D子の激しい怒りが対人トラウマによる感情コントロールの障害という症状だということを説明すると、夫は頭では理解したが、激しい口調で上司の悪口を言っているD子を実際に見るとどうしても「自分の非をすべて棚に上げて、お世話になっている人の些細なミスを糾弾している卑怯な姿」にしか見えず、「いくら病気だからと言って、言ってよいことと悪いことがある」と不快を示した。

そこで、夫にはD子のメインの症状は「恐怖」であって「怒り」ではない、ということを説明した。どうしても怒りの方が目立つのでそちらに注意を奪われがちであるが、D子にとっての現実は「怒り」ではなく「恐怖」であり、「攻撃」ではなく「防御」なのだ、ということである。トラウマを刺激するような状況に直面し、恐怖のためにパニックになり、とにかく自分を守ろうとしてあらゆる防戦をしている、という状況として考えてもらうと、D子に対する夫の見方は明らかに変わった。「その辺に殺人者が潜んでいるのではないかと思って、正当防衛のために滅茶苦茶に銃を撃っているような状態なんですね」と理解することができたのだ。そして、そんな状況で上司の肩を持つことがさらにD子を恐怖に陥れるということもわかった。

それからは、D子が上司の悪口を言っているときには、その内容をジャッジせずに、ここまで滅茶苦茶に言わなければならないほど恐怖でパニックになっているのだ、と見ることができるようになってきた。そしてD子の話をよく聴いて「怖かったね。大丈夫だよ」と安心させることによって、D子の感情コントロールにも良好な影響を与えられるようになった。

「役割期待のずれ」は、相手に期待する役割の不適切さからだけでなく、自分が果たすべき役割を勘違いすることからも起こってくる。多く見られるのは、周囲の人が「自分はトラウマ体験について知っているべき」と思い込んでしまうことによって起こるずれである。したり顔で「怖かったら逃げればよかったのに」などと言うのは、本来は知らないことについて知っている「ふり」をしている、ということであるが、それは自分がそう振る舞うべきだと思っているからだろう。治療者は、「トラウマ体験について多くを知らないのは当然であって、恥ずかしいことではない。一つ一つ一緒に学んでいけばよい」ということを伝えて、周囲の人たちを安心させ、本当に適切な役割を与えてあげる必要がある。

また、治療者自身について言えば、「病気の専門家であって、人間の専門家ではない」

ということが適切な役割期待ということになるだろう。これを勘違いしてしまうとさまざまな問題につながりうる、ということは本書の全体で述べている通りである。

なお、治療者と患者の役割期待のずれの一つの例として、「早く何とかしてほしい」と切迫している患者に対して、治療者が「長い目で考えましょう」と言う、というときがある。これは、「長い目で見てほしい」という患者側の役割期待と、「今すぐ何とかしてほしい」という治療者側の役割期待がずれているという状況である。もちろんどんな病気においても、これは起こりうることであるし、治療者の一つの仕事は、「長い目」という全体像を提示しながら、現在できるだけのことをすることによって、結果として患者の納得を得る、ということである。これは通常誰もがやっていることだろう。

しかし、強烈な「役割の変化」の中にいるトラウマ患者の場合は、より配慮が必要だ。自己・他者・世界への信頼を決定的に失っており、事態が改善されて自分が幸せになるなどということを想像もできない、という状態にいる人にとって、「長い目」という「先の話」をされることそのものが突き放されたように感じられるのだ。たとえば今、溺れて苦しんでいるのに、のんびりと「うまく泳げるようになるまで長い目で見ていきましょう」と言われるのと同じような「ずれ」なのだ。自分が生きている現実と、治療者が語っていることのずれが大きいと、患者は治療に対して信頼も希望も持つことができない。治療からの脱落にもつながるだろう。

治療者から見れば「長い目」が必要だと思われるテーマについて患者が「早く何とかしてほしい」と言っているときには、「全体」を見ている治療者と、「目の前の断片」を見ている患者との「立場の違い」を常に頭に入れておく必要がある。そして、トラウマ患者を何人も診ている専門家である治療者と違って、トラウマ患者は、「全体の経過」を俯瞰した経験もないし、何と言っても強烈な症状に振り回されている本人である。そんな立場を考えれば「目の前の断片」ばかりに目がいって混乱する、というのはむしろ自然な姿である。治療者は、「全体」像を提示してコントロール感覚につなげていくだけでなく、「目の前の断片」に圧倒されている人に「とりあえず進む方向」を示す必要もある。

たとえば、トラウマ症状に苦しむ患者が「仕事に集中できない。早く何とかしてほしい」と言うときには、確かに長い目で見なければならないところ（しばらくはトラウマ症状そのものをコントロールできないので、症状自体は治療経過の中で改善していくのを待つしかない）があると同時に、今現在できること（この症状を抱えながら仕事をしていくという状況において、症状とのつき合い方で工夫できること、周りに協力してもらえること）もある。全体像を示しながら今やるべきことを位置づける、というやり方はトラウマ治療全体に有効だが、このような状況でももちろん有効である。

くれぐれも、全体像を理解することを患者に「要求」しないことが大切だ。「目の前の断片」に圧倒されている人にとってそれが基本的に難しいことだということを知っている、というメッセージも出した方がよいと思う。たとえば「今はとても現実的に感じられないでしょうが、これは今後こんなふうに経過していく予定のものです」という言い方をすれば、「治療者の言うことは現実的ではない」という絶望を防ぐ効果があるだろう。また、何らかの説明をした後には必ず「そう説明されてどう思いましたか？」と尋ね、患者の現在から治療がずれないようにしていく工夫が必要である。前述したが、その際に、患者から思ったほどの手応えが感じられないときは、解離の可能性も常に頭に入れておくべきであり、「どう思いましたかと尋ねても、大して困った様子ではなかったから大丈夫なのだ」と結論づけないようにする注意が必要である。「どう思いましたか？」と尋ねるのは、患者から何らかの「お墨付き」をもらうことが目的ではなく、患者の感情を知ることによって患者の現在からずれないようにすることが目的である。何かを感じているはずなのに感じていないように見える人については、「解離しているのかもしれない」という可能性も現在位置として考えてみる、ということである。

回復のプロセスと病気

トラウマを体験した人は、それぞれの回復のプロセスを歩むことになる。トラウマからの回復は、全人的なプロセスであり、多くは生涯にわたるものである。その中には「回復」という意味を超えて、「成長」という側面もあり、プロセスそのものが病的なわけではない。

しかし、トラウマの結果として病気になると、それは回復のプロセスを阻害することになる。病気には病気特有の悪循環がある。その中でも中心的なのは、症状によりコントロール感覚が失われ、無力感と絶望感が強まり、それがさらに症状を悪化させる、という性質のものだろう。この悪循環が成立してしまうと、あらゆるエネルギーが病気という悪循環を維持するために費やされることになり、回復のプロセスが停滞してしまう。

病気の治療とは、その悪循環から抜け出して、また自分のプロセスを進めるようになるためのもの、と言える。治療者の守備範囲はその部分にこそあって、「治療者は病気の専門家であって、人間の専門家ではない」という立ち位置そのものである。患者のプロセスを治療者が代わって歩むことは決してできない。患者のプロセスを歩む能力があるのは患者本人だけであり、治療者はその点においては何の能力もない。

病気が治る（たとえばPTSDの診断基準を満たさなくなる）ことと、トラウマから回復することとは、同義ではない。「病気が治る」ということは、トラウマの影響を受けながらも、日常生活が成立しないほどのアンバランスからは抜け出す、ということである。治療が終わった後も、元患者であるトラウマ体験者は、日常生活の中で、自己・他者・世界への信頼を回復し続け、コントロール感覚を取り戻し続けることになる。これは決してまっすぐに進むプロセスではなく、時にはさらなるトラウマによってまた病気の状態に陥るかもしれない。しかし、そうしたすべてが、「自分が歩むプロセス」として位置づけられれば、それだけでもコントロール感覚につながるだろう。

治療者は病気の治療にしか関わらないとは言っても、そこでの治療姿勢は患者のプロセス全体に明らかに影響を与える。パターナリズム的な治療を受けた人は、その後も被害者的な立場に身を置きながらプロセスを歩んでいくことになるかもしれない。一方、対人関係療法や持続エクスポージャー療法など、コントロール感覚を重視した治療を受けた人は、その後のプロセスも主体的に、コントロール感覚を大切にしながら、歩んでいくことになるのだと思う。

「患者に変化を起こすこと」と「患者を変えること」の違い

患者に安全を提供するためには、患者のありのままを受容する必要がある。そう言うと、「それでは支持的精神療法しかできないですね」と言われることもある。治療というのは変化を起こすためにすることであって、現状の何かしらを否定しなければ変化に向けての動機づけが得られないのではないか、ということだ。

実際には、変化を起こそうと思うのであれば、相手を変えようとしないことが重要だと私は思っている。人間にはそれぞれのプロセスがあって、変わるとき（変化への準備ができているとき）には変わるし、それ以外のときには変わらない。変化を起こすためには、そのプロセスを妨げる要因を除去することくらいしかできず、前項でも触れたが、治療とは基本的にそういうことを提供する場なのだと私は思っている。人はそれぞれ前進する力を持っており、それがさまざまな要因（現在かかっている病気の症状や誤った情報による悪循環など）によって妨げられているに過ぎず、本来の力を引き出せる環境を作れば、人は自然に前に進むものだ。これは私が今までの臨床経験から、また、臨床外の人間観察から、そして自分自身のことを考えても、事実だと思っていることである。

反対に、「変えようとすること」は、一般に逆効果である。変えようとすると、かえって抵抗を強めてしまい、変わりにくくなることが多い。これにはいろいろな理由が考えられるが、最も大きなものは、「変えようとすること」イコール「現状に否定的なジャッジメントを下していること」だからだと私は考えている。現状を「よくないもの」とジャッジしていなければ、変えようとしないはずだからだ。

否定的なジャッジメントを下されたときに、私たちはやはり傷つくものである。それ以上否定的なジャッジメントを下されないように、自己防衛として「変わったように見せる」ことはあるが、それはもちろん本質的な変化などではなく、むしろ「変わったように見せること」にエネルギーをとられてしまい、回復のプロセスは停滞か後退してしまうだろう（否定的なジャッジメントを下されたことがきっかけになって変わる人も確かに存在するが、それはたまたまその人のプロセスに合っていたという場合だろう。また、コントロール感覚が強ければ、否定的なジャッジメントですら、自らを前に進めるきっかけとして位置づけることが可能であろう。しかし、トラウマ体験者は、コントロール感覚の回復こそがテーマなのであり、否定的なジャッジメントがプラスに働くことは考えにくい）。

「変えようとすること」のもう一つの問題は、コントロール感覚を損ねる効果を持つということである。トラウマ体験者は「自分で」変わる、ということに意味がある。ただでさえコントロール感覚を見失って遭難したような状態になっているところに、周りがまた別の方向に引っ張るようでは、ますますコントロール感覚を失ってしまうだろう。

人を変えようとしないことが、変化を起こすことにつながる、ということを示す一つの例が対人関係療法における治療者の姿勢である。対人関係療法の治療者の基本姿勢は、患者に無条件の肯定的関心を与えつつ、対人関係問題領域への焦点を維持することである。どちらか一方だけでは対人関係療法にならない。

対人関係療法の治療者の姿勢は、まさに、変化を起こしやすい環境を作ることの鍵だと言える。「患者に無条件の肯定的関心を与えつつ」という前半は、「患者を変えようとしない」ということである。

無条件の肯定的関心を与えられ、安心することは、変わるための必要条件である。そして実際に、安心するだけで変化を起こす人も多い。これは治療環境でなくても十分に可能なことであり、多くのカウンセリングがそういう目的で行われているのだろう。しかし、診断可能な病気の状態にある人の場合は、一般に「治療」が必要である。そのような患者にとっては、安心することは必要条件ではあるが十分条件ではない、ということになる。

「治療」は、プロセスを阻害しているものを解決する力を高める役割を果たす。特に対人関係療法などの焦点化された治療は、変わろうとするエネルギーの通り道を狭くすることによって、その勢いを増す効果があると言える。「全体的に病気を治さなければならない」というよりも、「対人関係問題領域」という焦点にエネルギーを集中させることは、はるかに効率的である。変化を起こすべき領域が明確になると、変化を起こしやすくなるし、「変わること」の価値を感じる機会が圧倒的に増える。もちろん焦点化されていれば何でもよいというわけではなく、効果のエビデンスのある焦点を用いるべきである。

対人関係療法の治療者の基本姿勢に明らかに示されているように、「患者を変えようとしないこと」（無条件の肯定的関心）と、「変化を起こしやすい環境を作ること」（治療焦点の維持）の組み合わせが、変化が起こる可能性を最大限に高めるのだと言える。

「治療法の選択」のためのアセスメント

同じ診断名であっても、その患者にどの治療法が適しているか、という「鑑別治療学」は重要である。

現在のところ、トラウマ、少なくともPTSDの治療は、「エクスポージャー至上主義」のような時代になっている。持続エクスポージャー療法などエクスポージャー・ベースの治療の効果が科学的手法で証明されていることは事実であるし、実際にエクスポージャーが多くの患者において極めて有用であることも事実である。私たちがトラウマを乗り越えるときに日常的にどうしているか（その出来事を繰り返し思い出したり、信頼できる人たちに話したりする）ということを考えれば、エクスポージャーの基礎にある情動処理理論は極めて理にかなったものだとも思う。

その一方で、エクスポージャーを怖れる患者が相当数いることも事実である。PTSDの患者の中には、持続エクスポージャー療法やEMDRなどエクスポージャー・ベースの治療を拒む人もいる。回避が中核的な症状であることを考えれば、驚くべきことではない。エクスポージャーは、患者が回避したい体験そのものだからである。「PTSDにかかっている人は、エクスポージャーを受け入れる勇気がない限り、有効な治療を受けられない」ということになってしまうと、臨床的な可能性は大きく狭まってしまう。

また、エクスポージャー自体があらゆる患者に対して完璧な治療法だというわけではない。エクスポージャーには問題があるということを示す報告もかなりある。その「問題」として指摘されているのは、症状の悪化、高い脱落率、治療遵守の問題などである。エクスポージャー・ベースの治療がうまくいかない患者として挙げられているのは、（1）苦痛に耐え、怒りや不安といった感情に対処することが苦手、（2）ストレス下で解離しやすい、（3）治療者と機能的な関係を維持するのが難しい、というタイプである。これらは対人トラウマ、特に、幼少期の被虐待体験を持つ人にはむしろ典型的に見られる特徴である。

「信頼」という大きなテーマを抱えたトラウマ体験者は、治療関係という対人関係も難しく感じて当然だし、エクスポージャーのような治療においては、ますます難しく感じられることになるだろう。治療者の前で苦痛な出来事を言葉で述べることを繰り返していく、ということは、そのような患者にとってはかなり高いハードルになるからだ。

また、トラウマそのものの再体験症状よりも現在の対人関係がうまくいかないことが第一の悩みだという人も多く存在しており、トラウマに焦点を当てた治療よりも現在の対人関係機能を改善する治療を希望するという人も少なくない。

このように、同じ診断名であっても、それぞれの患者の現実は異なる。そして、それぞれの患者の現実に合わせて、最も適した治療法は異なるだろう。患者の現実を無視してある治療法を押しつけるようなことになると、いろいろな形でのジャッジメントが生まれることになってしまう。患者自身がエクスポージャーを受け入れられない自分を「弱い」と感じるかもしれない。治療から脱落した自分を「だめな人間」と感じるかもしれない。また、治療者も、エクスポージャーになかなか乗らない患者に対して、「協力的でない」「勇気がない」と感じるかもしれない。いずれも、トラウマ治療においてはマイナスになるだろう。

マーコウィッツらは、二〇〇九年の総説で、「不安障害の精神療法におけるエクスポージャー・ベースの治療法ほど単一の理論が優勢だったのは、精神分析の全盛期以来である」と述べている。そして、「エクスポージャー・ベースの治療の成功による不幸な結果の一つは、可能性のある他の治療法が無視されたことであった」とも書いている。マーコウィッツらが指摘しているように、患者の現実に合わせた治療を提供していくためには、違うアプローチを持った複数の治療の選択肢が必要だろう。PTSDに対する対人関係療法はその一つの有力候補として、現在NIMHの研究下にあるということは54ページで述べた通りである。

また、患者の現実に合わせて、ある治療法に足りない要素を追加していくことも有効な手段である。一つの例として、治療の第一相では感情と対人関係のコントロールに直接の焦点を当て、第二相ではエクスポージャーを行う、というように、エクスポージャーに入る前にトラウマ関連の特徴をコントロールするスキルを学べるようにする二相式の治療も提案されている。これはまさに患者の現実に合わせた治療の進め方の一つだと言えるだろう。

第四章

「文脈」という現実に向き合う

——トラウマの位置づけ

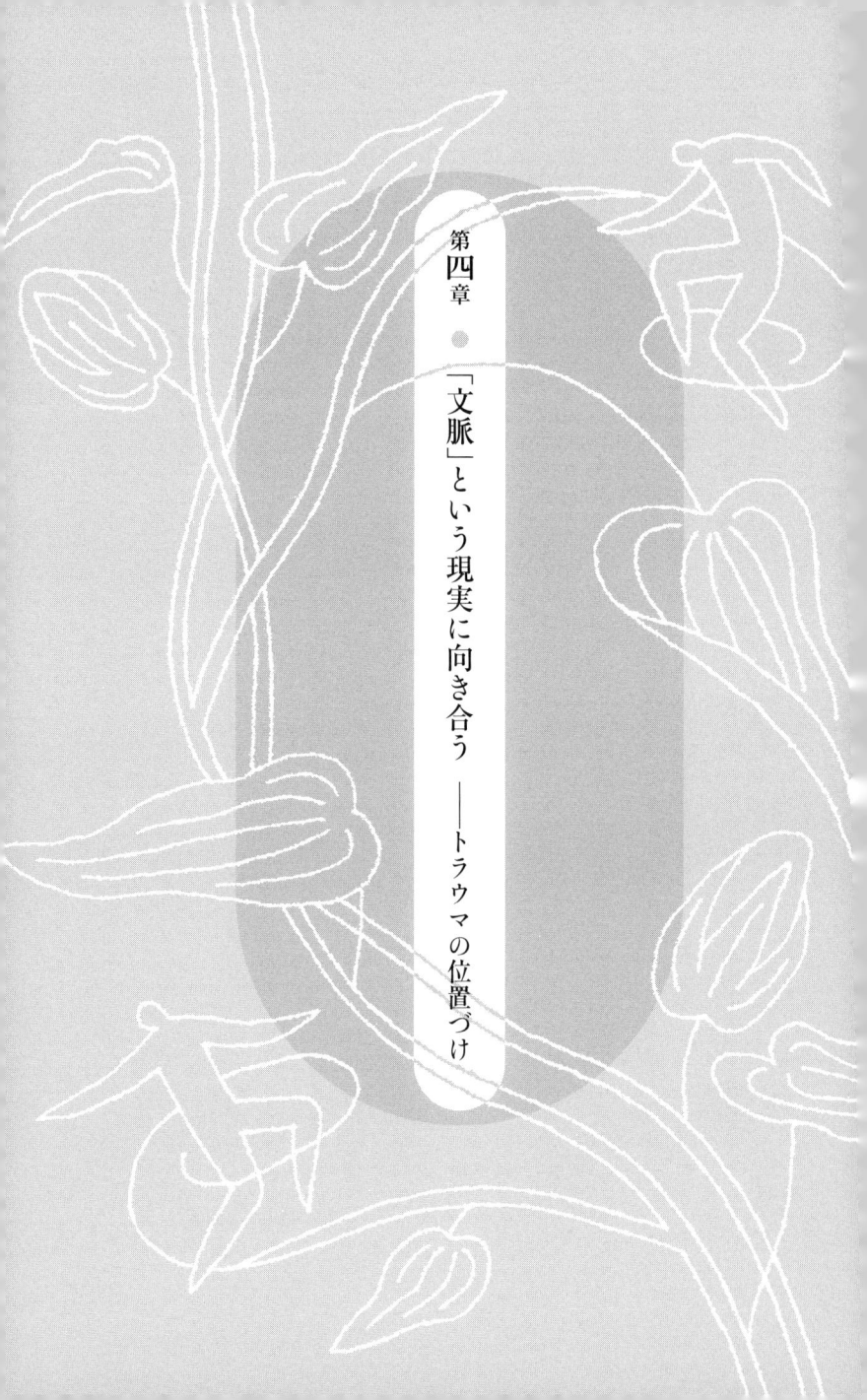

ッジメントを手放すための強力な手段の一つとなる。

本人の文脈を理解するということ

ジャッジメントではなくアセスメントをしていくためには、「医学モデル」を適用して症状を症状として位置づけていくと同時に、患者の文脈を何よりも尊重する必要がある。ジャッジメントとは自分にとっての「異物」を消化する試みであると言えるが、「異物」というのはあくまでも治療者の文脈から見た「異物」なのであり、患者の文脈から見るとそれは必ずしも「異物」ではないこともある。患者の文脈を理解しただけで「異物」感が消えるものはたくさんある。したがって、患者の文脈を理解することは、ジャッジメントを手放すための強力な手段の一つとなる。

もちろんトラウマ体験そのものは患者の文脈にとっても大変な「異物」であり、自分の現実に突然飛び込んできた「異物」を未だに消化できずに苦しんでいるわけだが、その体験は、患者の文脈の中で起こったものであり、自己・他者・世界とのつながりを取り戻していくプロセスも患者の文脈の中でしか起こらない。したがって、患者の文脈を理解することは、トラウマ治療を成功させるためには不可欠なことだとも言える。

トラウマ体験が患者にとってどういう意味を持ったのか、いったいどういう形でつながりを取り戻していくことが患者にとって最も回復の促進につながるのか、ということは、患者の文脈を理解することでしか認識することができない。「客観的に見れば」「一般的には」ということはその認識においてはほとんど意味がない。同じトラウマ体験をしてもPTSDを発症する人としない人がいるということは、もちろん生物学的な背景も関係することだが、同時にそれぞれの文脈が違うことを反映してもいる。

どんな精神科的障害においても患者にとっての文脈の理解は重要であるが、トラウマの場合、ことにその重要性を強調する必要があるのは、どうしてもトラウマ体験そのものに注意が向きがちだからである。たとえば、レイプの被害に遭った、という場合には、「本人にとってそれがどういう体験だったか」ということよりも、どうしても強烈な「レイプ」そのものに注目しがちである。

「レイプ被害者に共通して見られること」を「症状」として知っておくことはもちろん重要である。そうしないと、本人は「自分の感じ方が不適切なのではないか」と悩んでしまうからである。しかし、そのことと「本人にとっての文脈」は異なる。それぞれの人がそれぞれの人生を歩む中でレイプに遭遇しているのであり、レイプの被害に遭った瞬間に「レイプ被害者」として単一の人格になるわけではないからだ。「レイプ被害者」としての側面だけに注目してしまうと、本人の現実からは離れがちになってしまう。

必要なことは、本人の文脈の中にトラウマ体験を位置づけることである。それが、トラウマという離断の体験をつなぎ直す第一歩となる。その人の人生にとってその体験がどういう意味を持っていたのか、という理解を本人と共有していくことができると、コントロール感覚の回復にもつながっていく。

一般に、患者に対して「この感じ方は不適切だ」とジャッジしてしまっているようなときには、治療者は患者の文脈を理解していないと言うことができる。以前治療者向けのワークショップで「患者の感じ方がどうしても正当だとは思えないし、別の見方を教えていくべきだと思う」と述べた治療者がいた。実際に、患者の身近な人たちも、そんなことをしばしば言うものだ。しかし、「患者の感じ方が正当なものではない」と伝えることに、何かプラスの意味があるのだろうか。

患者にとっては、そう感じているということそのものが現実なのである。ある生物学的な背景を持って生まれ、ある育ち方をし、ある体験をした人が、「そう感じている」ということ以上に正当なことがあるのだろうか。それを「正当でない」とジャッジすることは、不正確なことであるし、患者を混乱させ、コントロール感覚を奪うことになるだろう。もちろん、別の見方を教えることが必要な場面もあるだろう。しかしそれは、患者の文脈を十分に理解した上で、その文脈に合わせた形で教えなければ、決して役立つものとして吸収されることはない。

患者の文脈を理解するということは、患者の感じ方の何一つとして不適切なものはないということを認めることである。これは病気の診断を満たす状態の人においても何ら変わらない。ある生物学的な背景を持って生まれ、ある育ち方をし、ある体験をし、ある病気の症状を持っている人が、「そう感じている」のは適切なことなのである。これは患者に媚びることでも何でもなく、単に現実を現実として認めることに他ならない。

「明確化」か「解釈」か

「文脈の理解」と「治療者の勝手な解釈」はどうすれば区別できるのだろうか。たとえば、「はじめに」で紹介した治療者は、私の友人の「文脈の理解」をしていたつもりかもしれない。しかし、それは実際には「治療者の勝手な解釈」であり、本人の現実とは何ら関係のないものであった。

それが患者の文脈に合っているのかどうかを知っているのは、もちろん患者本人だけである。ただし、患者は常に自らの文脈を認識しているわけではなく、特にコントロール感覚を失っているトラウマ患者は自らの文脈も見失っていることが多い。そのような場合、「文脈の理解」には離断をつなぐ効果があるものであり、正しく文脈を理解すると患者は「なるほど、そういうことかもしれない」と一般に落ち着くものである。それは、患者の文脈の「明確化」であると言える。

「明確化」は「解釈」とは異なる。「明確化」は、患者がおぼろげに理解しているものに形を与えることで、理解を促進する効果がある。つまり、患者がぼんやりと見ているものをくっきりと見せるような効果である。一方、「解釈」は、患者に見えていないものを見せるということである。患者の反応は違和感であることが多く、「本当にそうなのだろうか」と引っかかりを感じるものである。この引っかかりは、自己への信頼を失っているときには単なる「引っかかり」ではすまず、「もしかしたら本当はそういうことなのだろうか」という不安にとらわれていくとコントロール感覚がますます失われてしまう。そして、「自分はわかっているつもりで何もわかっていないのではないか」と、すべてが不安になってしまったりするものである。

患者の文脈を理解するために必要なのは「明確化」であり、「解釈」ではない。それが「患者の現実にとどまる」ということである。「はじめに」の治療者は、私の友人の文脈を「解釈」してしまったのだと言える。その結果は、本人にとっての現実を大きく離れてしまい、無意味であるどころか有害なことにすらなってしまっている。

指標としての違和感

実際の治療において、患者の感じ方に違和感を覚えるときには、それを「まだ文脈が読めていないところ」の指標にしていくことができる。違和感を「不適切な感じ方」というジャッジメントにつなげるのではなく、文脈を読めるまでさらに患者の話を聴けばよい。「不適切な感じ方」とジャッジしてしまうということは、その努力を怠っているということに他ならない。これは、身体疾患の診断を下すのに必要なだけの問診や検査を面倒だと感じ、「不摂生でしょう」などと適当なことを言っているのと同じようなことである。

患者の文脈に注意を払っていくと、隠されたトラウマを見つけることもある。

【症例】

「難治性うつ病」として紹介されてきた二〇代前半のE子は、高校中退後、自室に引きこもるようにして暮らしていた。母親によれば、抑うつ的なところが目につき始めたのは高校生になってからだという。E子は中学時代にいわゆる「非行少女」であり、その頃は抑うつ的と言うよりも反抗的だったそうだ。悪い友だちとつるみ、万引きで警察に補導されたこともあるし、親の財布から金を持ち出して叱られたこともあった。

高校受験には何とか引っかかり、高校には進学したが、一年の一学期の成績が悪く、それ以来不登校になってしまった。最終的に高二に進学できず、そのまま中退した。親は家庭教師をつけたりして何とか復学させようとしていたが、復学の話を持ち出すとE子が暴れるため、だんだんと腫れ物に触るようになってしまった。

高校を中退した時点で、親は、E子に治療を受けさせようと決意し、E子を心療内科に連れて行った。不眠、抑うつ気分、罪悪感等が見られ、「うつ病」という診断だった。成績が悪かったことが挫折体験となって発症したのではないか、という見立てだった。抗うつ薬が投与され、E子はその心療内科にしばらく通ったが、睡眠が若干改善したように思われたくらいで、抑うつ的な気分は変わらなかった。ひきこもり傾向は続き、親が「何とかしなさい」と言うと叫んで暴れる、ということが繰り返された。生活はすっかり昼夜逆転してしまっていた。

治療効果が見られないため、医療機関は数カ所変えた。一カ所では、抑うつ的な認知に注目して、簡易式の認知療法も受けた。しかし、治療に向き合う姿勢そのものが懐疑的で、治療に乗ることができなかった。中学生の頃の非行に注目して何らかのパーソナリティ障害があるのではないかと指摘した治療者もいたようだが、現在のE子に全く反社会的な傾向が見られないため、最終的に紹介されてきたときの診断は「難治性うつ病」だった。

E子の文脈は、当初からわからないことだらけだった。まず、中学校時代の非行はどういうエピソードだったのか。すでに何らかの精神科的障害が発症していたのか。そして、なぜ非行は終わったのか。高一のときの成績の悪さは、何を反映したものだったのか。不登校になったのはなぜだったのか。本当に成績の悪さという「挫折」によるものだったのか。成績の悪さは、当時のE子にとってそれほど大きな意味を持つことだったのか。

また、現在のE子の状況にもよくわからないところがあった。そもそもE子はなぜ引きこもっているのか。なぜ社会参加しようともしないのか。また、E子の毎日の状況を聴いてみると、そこにも違和感があった。E子は夜居間に降りていってたまたま父親が飲酒しているところに遭遇するとパニック発作を起こしていた。なぜE子は父親が飲酒しているとパニック発作を起こすのか。私が聴取した限りでは、飲酒の有無にかかわらず、父親からの明らかな虐待はなかったようだった。また、父親は飲酒すると少ししつこくなる程度で、特に暴力的になるわけでもないようだった。

これらの「よくわからない点」を理解しなければ、E子の文脈はわからなかった。そして、何らかの精神科的障害を患っていて現在の社会機能が低下していることは確かであったが、その診断も正確にはできない状態だった。


E子にとって安全な空間を作ることに専念し、だんだんと治療関係が作られていくにつれ、E子は話をするようになってきた。その中でわかってきたことは、E子が中学時代にひどいいじめを受けていたということだった。「非行」はその結果として強要されたことだった。万引きをするように言われ、家から金を持ち出すように言われ、いじめの恐ろしさから従わずにいられなかったのだ。もちろん、強要されたことは口止めされていたので、警察でも家でも、本当の非行少女のように振る舞っていたのだった。

これだけのことをどうして親に打ち明けられなかったのだろうか、ということを見ていくと、当時の家庭環境がわかった。E子の「非行」に直面して両親は取り乱しており、E子を叱りつけることで何とか「更生」させようとしていたのである。それが、当時のE子から見れば「学校でもいじめられ、家でも叱られる」という体験になってしまった。E子は完全に孤立し、誰にも助けてもらえないどころか、非行少女の汚名も着せられ、親からは「こんな子に育てた覚えはない」と責められる、という状況に陥ってしまっていたのだ。

高校に進学すると、いじめの加害者たちからは離れることができたのだが、その頃にはひどいPTSD症状に苦しむようになっていた。もちろん勉強になど集中できず、成績が悪かったのはそのためだった。不登校になったのは成績が悪かったせいもあるが、それ以上に、人が怖くて外に出られなくなってしまったからである。誰かが少しでもいじめの加害者に似た雰囲気を感じさせるだけで、パニック発作が起こるようになっていた。

今でも社会参加できないのは同じ理由によるもので、人が怖いからである。夜は起きていなければならないような気がして、完全に昼夜逆転してしまっていることも社会参加を妨げていた。また、父親が飲酒するとパニック発作を起こすのは、E子を叱りつけて「更生」させようとしていた当時の父親を思い出させるからだった。

E子の診断は、結局のところ、PTSDであったのだ。すでにいじめから年月が経過し、治療の場でそれを打ち明けても危険はない状態であったが、今までの治療で全くいじめについて打ち明けてこなかったのは、深刻な対人不信という症状のためでもあったし、「今の自分の怠慢をいじめのせいにしている」と思われるのが怖かったこともあった。それ以上に、「いじめについて語る」というエクスポージャーに耐えられないということが大きかったようだ。

E子が自らのトラウマ体験を語れるようになったのは、治療関係の中で安心したことが大きいと思うが、同時に、トラウマを疑っているということをほのめかしたのも効果的だったと思う。たとえばE子は怖い夢をよく見るという話を聴き、「何らかのトラウマがあるのではないか」ということを私は言った。また、「飲酒している父親を見るとパニック発作を起こす」というところに注目し、「こうやってスイッチが入ったように症状が出るときは、何かを思い出しているということが多い」と言い、やはりトラウマの存在を示唆した。こういうやりとりを通して、だんだんとトラウマを打ち明けるハードルが下がったのではないかと思う。つまり、「この治療者はトラウマというものを知っている。打ち明けても大丈夫かもしれない」という信頼が育ったのだろう。

聴いてみればPTSDの診断を満たすだけの症状はきちんと揃っており、誰も診断に迷うことがないような症例であるにもかかわらず、こんなにも長い間「難治性〇〇」という他の診断名を与えられているE子のようなケースは決して珍しくない。

境界性パーソナリティ障害と複雑性ＰＴＳＤ

患者の「文脈」という意味で私が関心を持っているのが、境界性パーソナリティ障害と複雑性ＰＴＳＤの関係である。

複雑性ＰＴＳＤというのは、虐待など長期にわたり反復してトラウマ体験が起こった場合に生じる病態としてハーマンが提案したもので、ＤＳＭ－５においては正式な精神科的診断としては位置づけられていないが、ＩＣＤ－11でも検討されており、今後は独立した診断基準になる可能性がある。

実は、複雑性ＰＴＳＤの症状として挙げられているものは、境界性パーソナリティ障害の症状と大差がない。境界性パーソナリティ障害でも複雑性ＰＴＳＤでも、五つの中核的な領域（感情コントロール、衝動コントロール、現実検討、対人関係、自己統合性）において同様の障害がある。そして、境界性パーソナリティ障害患者の大部分に、子ども時代の被虐待体験が見られ、特に性的虐待が目立つということはよく知られている。

ハーマンらは、境界性パーソナリティ障害を複雑性ＰＴＳＤとして分類し直すという視点を提案している。それについてはさまざまな議論があり、もちろん否定的なものもある。何と言っても、すべての境界性パーソナリティ障害患者にトラウマ体験があるわけではない、というデータには注意を払わなければならないだろう。
また、現在のところ、境界性パーソナリティ障害に対する治療とPTSDに対する治療はカテゴリー診断に基づく治療ガイドラインによって明確に区別されている。一般に、境界性パーソナリティ障害の患者にトラウマ体験がある場合でも、トラウマを扱うのは患者の症状が十分に落ち着き治療関係が安定してから、つまり通常は治療開始一年以上たってからが望ましいということになっており、その扱いは慎重にする必要が示されている。これは、トラウマ症状を刺激することで治療構造そのものが壊れてしまわないようにするために必要な配慮であると言える。
こうしたことは十分に頭に入れておく必要があるが、治療の「文脈」ということで言えば、境界性パーソナリティ障害と診断される患者の中には、複雑性PTSDとして、そのトラウマ的な文脈を重視した方がはるかに治療効果があがる人たちがいる。

【症例】

「境界性パーソナリティ障害および摂食障害」として紹介されてきたF子は、二〇代後半の女性であった。以前は派遣社員として働いていたが、上司からちょっとした注意を受けたときに上司を罵倒してしまい、それからは働いていない。現在は「普段は優しい」恋人と同棲している。恋人が仕事に行っている間はたいてい過食嘔吐をして過ごしていた。そして恋人の帰りが遅いようなときには、必ず自傷行為をしていた。慢性的に自己不全感が強く、生きていても仕方がないと思うことも多くあり、何度もマンションの屋上に立って飛び降りることを考えていた。今の恋人と同棲するまでには長続きしない男性関係が何度かあったが、今の恋人が初めて「自分がいないと生きていけない人」だと思えるという。彼は複雑な生い立ちらしく、実家とも縁を切って暮らしており、F子しか親しい人がいない。そして、F子が「別れる」と言うと、「自殺する」と言い、壁に頭を打ちつけるのだそうだ。

「普段は優しい」というF子の恋人は、「怒りのスイッチ」が入るとF子に暴力をふるっていた。彼はF子のことを「世間知らずのお嬢さん」と言っており、「F子ちゃんは僕の言うことを聞いていればいいんだからね」というのが口癖だった。その「僕の言うこと」に少しでも逆らうようなことを言うと「怒りのスイッチ」が入るのだった。F子はそんな彼を怒らせないようにと気を遣っていたが、F子自身にも「怒りのスイッチ」があった。彼がスポーツ新聞やグラビアつきの週刊誌を買ってきて、「いやらしい写真」を見ると、F子は息が苦しくなり怒りが爆発するのだった。暴れて彼に包丁を突きつけたこともあったが、そんなときの記憶には部分的に欠けたところもある。

F子は確かに境界性パーソナリティ障害の診断基準を満たしていた。しかし、生育歴を詳しく聴いていくと、「別にそういう育ち方をしたからと甘えるつもりはないけれども」と言い訳をしながら、DV家庭で育ったことを打ち明けた。後になってから、さらに、幼少期に親戚の男性から性的虐待を受けたこともわかった。

F子にとって、自らの症状、そして特に現在の恋人との間で起こっていることを理解するためには「トラウマという文脈」が必要だった。F子は彼から「スポーツ新聞くらいで怒るなんて、子どもっぽい」と非難されており、自分でもそう思っていた。しかし、性的トラウマという文脈を考えれば、F子は決して「子どもっぽい」わけではなく、単にトラウマ症状が起こっているだけだということがわかる。

なぜ彼のように暴力的な男性とつき合っているのか、ということも、トラウマという文脈を考えれば理解できる。幼少期から誰も信頼できなかった彼女にとって、「自分がいないと生きていけない」彼は、「F子側の人間」だということが信頼できる唯一の人だったからだ。また、自己への信頼を失っている彼女にとって、何であれ自分の価値を知らせてくれる人は失うことができない存在だった。

彼との間に起こっていることも、境界設定の問題として考えれば理解できる。彼が「F子の問題」と言っていることの多くが実際には彼側の問題なのだが、F子はその区別をすることができていなかった。そして、彼を怒らせないように気を遣っていたし、「いやらしい写真」をこれ見よがしにF子の前で見る彼を受け入れなければならないと思っていた。これもトラウマ患者の特徴としてF子は少しずつ理解することができた。

上司を罵倒して仕事が続かなくなったことも、トラウマという文脈で見れば理解できる。自分が永遠に社会で働けないわけではなく、自らのトラウマ症状をよく知ることによって少しずつ乗り越えていける問題なのだということをF子は初めて認識した。彼が「F子ちゃんは世間知らずのお嬢さんなんだから、一人でなんて絶対に生きていけないよ」と言っていたのをF子は信じており、このまま彼に依存して暮らしていくしかないと思っていたが、それ以外の選択肢があるということがわかったのだ。

こうして一つ一つをトラウマという文脈に当てはめて整理していくことによって、F子は明らかに安定していった。症状の意味づけがよく理解できたことで、自分に何が起こっているのかを知ることができ、コントロール感覚を取り戻していった。それまでは境界性パーソナリティ障害というとらえどころのない診断名を与えられていたため、自分にはコントロールできないものだと思っていたのだった。

「ボーダー」という偏見

F子が実際に今までの治療の中で体験してきたことを聴くと、それがF子の文脈に全く合っていなかったことがわかる。「ボーダー」という病名から、「わがままなお嬢さま」と言われたこともしばしばだった（これは彼が言う「世間知らずのお嬢さん」と見事に一致しており、F子には真実にすら聞こえていた」。些細なことで治療者にくってかかること、自傷行為、過食など、F子の症状の一つ一つが「わがまま」とジャッジされていたのである。確かにF子が育った家庭はDV家庭ではあったが経済的には裕福だった。「もっと経済的に苦労すれば治るのではないか」とすら言われたこともあった。

これはもちろん診断の正確さの問題ではなく、「境界性パーソナリティ障害」という診断名が引き起こす偏見によるものであり、それ自体が深刻な問題である。周知のように、境界性パーソナリティ障害という診断は、「ボーダー」という蔑称に象徴される偏見を伴って用いられることが多い。私が直接見聞きしている範囲でも、リストカットをしたというだけで「ボーダー」と言われている患者すらいるくらいだし、治療者に少しでも反対するようなことを言うと「これだからボーダーの患者は」と言われることもあるようだ。もちろんそれは患者を傷つけることになる。

治療側にいる人間は、境界性パーソナリティ障害について、有効な治療も含めてもっときちんと学ぶべきである。それは患者に関わる以上、当然の義務だろう。知識が足りずアセスメントができないので、激しいジャッジメントをしてしまうのである。

しかし同時に、偏見というものは「異物」に対して下される人権感覚のないジャッジメントであるということを考えると、F子の文脈がもっと共有されることで偏見は軽減するだろうとも感じる。そのF子の文脈とは、DV家庭で安全を感じられずに育ったこと、そして、幼少期に親戚の男性からの性的虐待という、信頼の大地がひっくり返るような体験をしたこと、誰かにそれを打ち明けてサポートしてもらおうという発想も起こらないくらいに生育環境が悪かったため、結局誰からも助けてもらっておらず、それからもずっと一人で生きてきた、ということである。そして今はトラウマ症状の結果として、次なるトラウマ体験を恋人との間でしている、ということだ。この文脈の中で起こってきている病気だということを知れば、症状の一つ一つをトラウマ関連の症状として位置づけ直すことができるだろうし、少なくとも「わがままなお嬢さま」「もっと経済的に苦労すれば治るのではないか」という言葉は出てこないだろう。

F子が今までの治療の中で体験してきたことは、そういう言葉によって傷つけられるということだけでなく、「何を言っても、どうせボーダーだからと言われる」という無力感だった。「ボーダーだから」と言われることは、F子にとって、事態を打開する可能性を閉ざす檻のようなものだった。何を言っても「ボーダーだから」と言われるという扱いの中、無力化していくプロセスは、虐待やDVなどと同じ構造になっている。そしてF子は「自分はもっとよい扱いに値するはずだ」ということを思いつきもしなかった。

F子の治療をPTSDの治療として位置づければ、無力感を植えつけることがどれほど逆効果かを理解することができただろう。

なお、F子の恋人もやはりトラウマ体験者であり、その「怒りのスイッチ」はトラウマ症状の一つだった。このように、トラウマ体験者の身近にトラウマ体験者がいて虐待的な関係になっていることも多い。身近な人のトラウマについては次章で述べる。

治療という文脈におけるトラウマ

【症例】

「パーソナリティ障害に伴う難治性うつ病」として紹介されてきたG子は、保育士として働いていた二七歳のとき、過労に保護者とのトラブルが重なってうつ病を発症した。そのトラブルは、子どもの障害を受け入れることができていない保護者との間で起こったもので、できないことを子どもにやらせようとしてストレスを加えていた保護者にG子が注意をしたところ、保護者がG子を敵視して保育園の園長にまで直訴した、というものだった。園長が適切に処理したためそのこと自体は大した問題にはならず、職場におけるG子の立場には特に変化は起こらなかった。園長によれば、「確かに目についていた保護者なので、他の保育士もどちらかと言うとG子に同情的だった」とのことだった。ちょうど職員数が減っていて仕事量が多かった時期であったことも重なり、G子はうつ病を発症した。

G子はうつ病の治療に入り、休職した。三ヵ月間の休職の後、復職しようとしたのだが、保育園に行こうとすると身体が震えて過呼吸になってしまい、どうしても保育園に行くことができなかった。結局、復職を果たせぬまま最終的には期限切れで退職することになった。

前医は、三ヵ月間の休職の後からG子の治療を始めている。二人目の治療者だ。休職期間が終わったのに復職できないので治療者を変えた、ということだった。前医は、G子が復職できるようにいろいろと働きかけた。保育園の園長とも話し、「みんな待っている」というメッセージも引き出した。しかし、「頑張ります」と言うが結局は復職できないG子に前医は苛立ち、「単なるうつ病ではなく、もともとパーソナリティに問題があるのではないか」と思うに至ったという。

その根拠は、G子の極端な考え方だった。「自分が子どもを産んだ責任をすっかり放棄している保護者が多い」「保護者が自分の感情を子どもにぶつけているのがゆるせない」「同僚の中には、子どもをないがしろにして保護者の機嫌ばかり取っている人がいる」「保育士は単なるサラリーマンではないのに、ただ勤務時間が終わるのを待っているような同僚がいる」など、保護者や同僚に対する厳しい見方が面接の中でしばしば出てきていた。これを、前医は「もともとパーソナリティに問題があって他者への許容性が低いのではないか」と判断していた。

実際にG子に会ってみると、口数は少なく、控えめな話しぶりで、「ここではどういう治療が受けられるのかを知りたい」と言った。保育士時代の話を聞いても、あまり話したがらなかった。うつ病の発症につながった一件についても、「結局大したことはなかったのです」と、紹介状に書いてあること以上には語ろうとしなかった。

自らの生育歴については「普通の両親に育てられて、経済的にも苦労せず、普通に成長してきた」と述べ、特に問題はないと言った。つまり、何の問題もなく育てられ、職場で「大したことはなかった」ことを体験し、うつ病になり、復職しようとすると過呼吸を起こすということになる。これは違和感を抱かせる話であり、患者の文脈がわからない。

G子と信頼関係を築く中で、少しずつ状況がわかってきた。「保育園にとっては大したことがなかったのかもしれないけれども、子どものために、と一生懸命働いていたときにそんなことが起こったら、自分の働き方そのものを否定されたように感じるのが普通だと思う」と言ったところ、G子は実はそうだったと認めた。

このように、「人間はこういう状況では傷つくのが普通だと思うが」というような言い方をすると、患者に「話しても大丈夫かもしれない」「わかってもらえるかもしれない」と思わせる効果がある。これは、「あなたは傷ついたのではないか」と言うのと違って侵襲性のないやり方である。

実際にその状況においてどういうやりとりがあったのか、ということを聞いていくと、G子が体験したことがわかってきた。園長はその保護者の話をよく聴き、その過程で保護者の気持ちも落ち着いたため、最終的には大した問題にならなかった。園長はG子に「保護者も不安を抱えての育児だから、言い方には気をつけてね」と注意をし、引き続き仕事を頑張るようにと言った。しかしその日以来、「この保護者は表面上は愛想がよいけれども本当は自分の対応に不満があるのではないだろうか」「園長は本当は私がやめるべきだと思っているのではないだろうか」という不安がG子の頭を占めるようになり、必要以上に保護者とのコミュニケーションに時間をかけ、丁寧に仕事をするようになった。そして、ちょうど仕事量が多かった時期であったことも重なり、うつ病を発症したのだ。

この話に対しても、「自分が迷惑をかけてしまった園長から注意を受けた」ということがG子にとっては「自分はだめだ」という思いにつながったのではないか、と聞くと、G子は認めた。保護者の扱いがうまくできなかった自分は保育士として不適格なのではないかと思ったそうだ。

ここまでのG子の発症のきっかけは十分に理解できるものだ。うつ病に対する対人関係療法を行っていくとしたら問題領域は「役割の変化」になる。保護者とのトラブルの中で見失ってしまった「保育士としてやっていけるという感覚」が、治療焦点となるだろう。状況をよく振り返り、それがG子にとってどういう意味を持ったのかということをよく理解し、その感じ方を肯定し、園長や同僚とよくコミュニケーションをとって支えてもらう、というようなことが治療のポイントとなるはずだ。

しかし、G子に起こっていることはそれだけではない。「保育園に行こうとすると身体が震えて過呼吸になる」のはなぜなのか。G子は何が怖いのか。園長と電話で話しても大した不安症状は出ないのに、なぜ保育園で働けないのか。保育園以外のところには普通に外出することもできているし、電車に乗れないわけでもない。保護者とのトラブル以外に何か保育園におけるトラウマ体験でもあったのかと思いいろいろと尋ねてみたが、何も問題は出てこなかった。

この「わからなさ」を、前医は「パーソナリティ障害」とジャッジしていた（そのタイプは特定されていなかったし、診断の根拠が詳細に述べられているわけでもなかったので、それはアセスメントというよりもジャッジメントと思われた）。このように、「わからなさ」が「パーソナリティの問題」とジャッジされてしまう人は少なくない。

「わからなさ」を保留にしたまま、G子の話をさらに聴いていった。「本来治っているはずの時期」になっても治っていない患者の場合、発症後の経過を聴いていくと、遷延化の要因が見つかることもある。引っかかりがあったのは、治療歴を順に聴いていったときである。G子はうつ病を発症して最初にかかった医師から前医に治療者を替えていた。その理由は「休職期間が終わったのに復職できない」ということだったが、最初はどんな治療を受けていたのか、と尋ねると、G子は過呼吸気味になり、話そうとして泣き出してしまった。「治療の中で何か傷つくような体験をされたんでしょうね」と言ったところ、泣きながらうなずいた。

その後ようやく明らかになったのが治療で受けた心の傷だった。G子は、うつ病になって最初に治療を受けた治療者から、「この程度でうつ病になってしまうのだったら、子どもも相手の仕事はもう無理なんじゃないですか?」と言われたのだ。「生きていればいろいろと辛いことはある。でもみんなそれを乗り越えて社会適応している。保護者からクレームがついたくらいでうつ病になっていたら、とても仕事が続かないでしょう。保育士がコロコロ変わることは、子どもの愛着を形成する上でも問題がある」とまで言われていた。

うつ病になって職場を休んでいることに自責の念を持っていたG子にとって、治療者の発言は深い傷となった。それからは、復職しようとする度に、「またすぐに病気になって続かなかったら、子どもに悪影響を与える」と思うと、怖くて復職できなかったのだ。

その治療者の言い分は、それ自体が大変不適切であるが、G子の文脈においてはさらにトラウマ的な意味を持つことがわかった。

G子の生育歴をよくよく聴いていくと、G子が「普通の両親」と呼んだ人たちは決して普通ではなかった。父親は、「子どもは甘やかすとつけあがる」が口癖で、G子とほとんど情緒的交流を持たず、G子をほめることもなかった。高校受験時にG子がかなり努力して志望校に合格したときも、「こんな学校は合格して当たり前だ」と言い放っただけだった。

母親は過干渉なタイプで、G子の言動の一つ一つに文句を言っていた。「あなたは努力が足りない」が口癖で、何を言っても「それはあなたの努力が足りないからよ」という答えしか返ってこなかった。

このような両親に育てられたことを知ってみれば、G子が保護者や同僚に厳しい目を向けていたことも理解できる。つまり、G子自身がそういう厳しい価値観で育てられていたのだ。明らかな被虐待体験というものはなかったかもしれないが、小さなG子がほめてもらいたいと思う気持ちの一つ一つが挫かれてきたのだと思う。そんな体験が積み重ねられた結果、他人の「努力の足りなさ」に対して狭量になってしまったのも当然のことだろう。

そして、その狭量さはもちろんG子自身にも向けられており、G子は自分が職場ストレスでうつ病になってしまったという事実に混乱していた。両親に話せば「努力が足りない」と言われるに違いないことであり、自分でもそう思っていた。G子は実はうつ病になったことを両親に隠しており、仕事をやめたことをどう説明したらよいのか悩んでいた。治療の中では、「医学モデル」を適用することで、不要な罪悪感を減じ、両親の理解も求めていく必要があるのだが、実際の治療者がやったことは、その正反対のことだった。「この程度のことで」と、うつ病になったG子が悪いかのような言い方をしたことは、G子に突き刺さり、トラウマ体験となってしまった。職場ストレスでうつ病になったという「役割の変化」で遭難しているような状態のときに、さらに足下の地面が割れて、はるか下にたたき落とされてしまったのだ。保育園に行こうとすると出てくるトラウマ症状は、もともと保育園で起こったトラブルに起因するものではなく、治療者の発言に起因するものだったのだ。

その治療者の発言はあまりにも不適切であり、もしも前医にG子がそれを打ち明けていたら即座に否定してもらえただろう。しかしG子は、打ち明けないことで、そのチャンスを逃していた。G子が自分からその話をできなかったのは、他の医師もその意見に同意して、自分がまた傷つくことになるのが怖かったからだった。そんなふうに、治療によるトラウマは、その後の治療の可能性すら奪っていく。「他の治療者にも傷つけられるのではないか」と思うと、そのトラウマ体験を話すこともできなくなってしまうからだ。G子は前医にその話をしておらず、その「わかりにくさ」ゆえに「パーソナリティ障害」とされてしまっていた。

このように、「パーソナリティの問題」などとして流されているものを注意深く見ていくと、明らかなPTSDと診断されることもあれば、診断は違ってもトラウマ的な文脈が中心であることに気づく場合もある。対人トラウマを持つ患者は、注意深く見ないと「パーソナリティに問題のある人」に見える。「わがまま」「もともと暴力的な性格」と言われてきた人が、実はトラウマの症状に苦しんでいる、ということを見つけることも今までに少なくなかった。

トラウマの構造に気づかないと、患者のためによかれと思って行う働きかけが、さらなるトラウマ体験になったり、患者を脅かして抵抗を強めることになったりしかねない。たとえばG子の前医は「パーソナリティ障害」を疑っていたため、「あなたのもともとのパーソナリティを一度きちんと診てもらったらどうか」とアドバイスしていた。これは、ただでさえ「自分は努力が足りない」と自分を責めていたG子にとって、さらに「もともと人間として問題がある」という感じ方を強めるものになってしまった。

そして、「あなたのもともとのパーソナリティを一度きちんと診てもらったらどうか」というアドバイスのもとに紹介されてきた先が私のところだったので、初診時のG子はとても警戒的だったのだ。「ここではどういう治療が受けられるのかを知りたい」というのが初診時のG子の「主訴」だった。これは、自分の手の内を見せずに相手の手の内を探る質問であり、トラウマ患者にはよく見られるものである。つまり、G子の本当の主訴は、「自分はジャッジメントを下されるのがとても怖い」ということだったのではないかと思う。

G子は、本人の文脈に注目することによってトラウマ体験を見つけることができた例であると同時に、治療という文脈におけるトラウマの例でもある。すでに述べてきたように、治療という場は患者がトラウマを受けやすい構造になっているので常に注意が必要だ。G子の場合はさらに、「職場ストレスで病気になってしまった」という「役割の変化」としての文脈が、治療者の発言のトラウマ性を大きくしている。特に急性エピソードの場合には、G子のように、未だに「病気になってしまった」というところで混乱して立ち止まっている患者も多い。そういう文脈も理解しておかないと、つけてはならない傷をつけてしまうことにもなる。文脈の理解はどんなときにも重要だということだが、それは患者にとっての現実を知るということに他ならない。

第五章　「身近な人たち」の現実に向き合う ――トラウマと対人関係

トラウマ症状は身近な人間関係に影響を与える

トラウマ患者の治療をしていく上で、「身近な人たち」は避けて通れないテーマである。対人関係療法はまさにその「身近な人たち」との現在の関係に焦点を当てたものであるが、対人関係療法を行わない場合でも、そして、治療環境以外で支援をする場合でも、「身近な人たち」は常に視野に入れる必要がある。

「身近な人たち」を避けて通れないのは、主に次の理由による。

（1）トラウマ症状は身近な人間関係に影響を与える。

（2）患者の不和の相手がトラウマ体験者である場合が多い。

（3）患者にトラウマ体験を与えた相手が身近な生活圏にいることがある。

それぞれ重要なテーマなので、一つ一つ見ていきたい。

トラウマ症状は身近な人間関係に影響を与える

症状と認識されないことによるずれ

すでに述べてきたように、トラウマに関連した症状は、対人関係に大きな影響を与える。トラウマの存在がわかっていないときはすべてが「本人の不適切さ」として受け止められ、批判の対象となり、それがますます本人のトラウマを賦活して症状の悪化につながる。たとえば、思春期の性的トラウマ体験者が、全体に口数が少なく、やる気がなく、機嫌が悪く、そして性的逸脱行為などの「異常行動」も見られる、というような状況では、親は「こんなにちゃんと育ててきたのに、いったい何が不満なの!?」などと怒っていることも多く、それがますます本人の「誰も助けてくれない」という絶望感を強めることにもなる。

トラウマの存在がわかった後も、たとえばトラウマに直接関連することを言ったときに本人が不安定になる、などというのは誰の目にもわかりやすいが、回避症状や覚醒亢進症状に属するもの、また、複雑性PTSDに見られるような広範な症状は、一見しただけでは「トラウマ関連の症状」とはわかりにくい。

たとえば既婚者の場合には、イライラしたり引きこもり気味になったりすることが夫婦関係を悪化させることが多い。また、トラウマ体験者によく見られる、「自分の手の内は明かさないが、相手のことは知りたがる」というようなパターンが「自己中心的」と見られることも少なくない。これらが、トラウマの文脈の中で症状として整理されると、驚くほど夫婦関係が改善することもある。

反対に、トラウマ関連のこととして認識されないと、本当に夫婦間の断絶にもつながっていくし、そのずれが、次のトラウマ体験を招くこともある。たとえば、72ページで述べたD子のように、自らの激しい怒りを配偶者に向ける、という人は少なくないが、そのことで怒った配偶者が暴力をふるう、ということも起こってくる。このように、「トラウマ体験者の対人関係パターンが次のトラウマ体験につながる」という現象はいろいろな形で現れるが、もちろん結果としては「やっぱり人間は危険だ」ということになり、本来のトラウマを強めることになる。

夫婦のトラウマ

夫婦の場合、そのトラウマ体験に何らかの形で配偶者も関わっていることがあり、配偶者にとってもトラウマ的な文脈になっていることがある。そういう中では、配偶者もピリピリしており、不和がさらに広がる原因にもなるので、双方にとっての文脈を整理することがとても重要である。同じ事態を体験しても、夫婦のそれぞれによって文脈は異なる。事態への対処のために最も重要だと思うところが夫婦でずれていると、相手にとっての対処行動が自分の安全を脅かすものにも見える。「相手はなぜそんなことをするのか」ということを知ることができれば、「自分を脅かす存在」に見えていたものが違った角度から見られることもある。

【症例】

H子は、夫が仕事上で大変な損失を出したために、借金取りに脅かされる日々を経験しなければならなかった。それは本当に怖い日々で、二度と体験したくないものだった。それからのH子は、夫が何をするにも「また大失敗するのではないか」と気になり、実際に夫に「大丈夫なの？　そんなことをしていたらまた失敗するんじゃないの？」などと過干渉に口を出すようになった。

一方、「男は仕事、女は家庭」「仕事の話は家ではしない」というタイプの夫はその出来事を「男としての沽券の問題」としてとらえており、「仕事上の失敗を妻に見られてしまった恥ずかしい出来事」だと思っていた。そして、そこから早く立ち直って再び「男は仕事、女は家庭」と堂々と振る舞いたいのに、妻がいちいち「また失敗するんじゃないの？」と口を出してくると、自らのトラウマを刺激されてしまい、逆上してしまうのだった。H子から見ると「妻に怖い思いをさせたという反省もなく、すぐにキレる夫」も、自らのトラウマ体験をうまく処理できずに症状に振り回されていただけだったのだ。

このような夫婦の場合には、それぞれの文脈における安心が提供される必要があり、臨床的工夫によってその多くが両立可能である。「ある一つの出来事を二人がそれぞれどう見たか」ということを理解していけば、深い相互理解につながることもある。H子夫婦の場合には、「男の沽券」という夫の苦しい信念を和らげる結果にもつながるかもしれない。

しかし、たとえば配偶者の浮気がトラウマ体験となったようなケースで、その露見の仕方によって浮気をした方も傷ついた、などという場合には、一方の治療の場で双方を扱うことが、本来の患者の安全を損なう場合もある。複数のトラウマをどう扱うかということについては137ページで後述する。

親のトラウマ

より配慮が必要なのは、トラウマ体験者に子どもがいる場合である。よく知られているケースとして、DVの被害に遭った女性が、ようやくその環境から逃れ出て、いよいよ子どもと無事な時間を過ごせると思ったのに子どもに当たったりネグレクトしたりしてしまう、というものがある。これは、PTSD症状として理解できるものもあれば、うつ病の症状として理解できるものもある。いずれにしてもトラウマ関連の症状によるものなのだが、ちょうど「家を出る」という「役割の変化」を体験している最中に「自分は母親失格ではないか」と思わせる症状が出るため、変化自体が難しくなるし、何と言っても子どもに悪影響がある。環境そのものが虐待的だし、子どもも同じく「役割の変化」を経験している最中であるため、普段よりもサポートが必要な時期だからである。子ども自身がトラウマ体験者であることも多い。

このような状況において、トラウマ体験者である親が「母親失格」のようにジャッジされてしまうケースも、残念ながら存在している。相手が「トラウマ体験者」という立場であれば共感的に接することができる支援者でも、「母親」という立場になると途端に「お母さんなんだからしっかりしなくちゃ」と言いたくなってしまうのである。

このような状況においても、トラウマに対応する原則は変わらない。つまり、ジャッジメントではなくアセスメントをするということである。トラウマ症状により適切な育児ができないのであれば、もちろんそれをカバーする体制を整える必要がある。その際には、もちろん「医学モデル」が役に立つ。たとえば自分が身体の手術で入院するときに、子どもの世話ができないのは当然のことである。このことは「残念なこと」であるが、母親としての資質に関わることではない。

「医学モデル」は、小さな子どもに対しても有効である。親が自分に不適切な態度をとる場合、それを「自分が悪い子だからだ」と思う子もいれば、「自分が愛されていないのだ」と感じる子もいる。そのような感じ方を放置することは、もちろん子どもの自尊心に打撃を与える。そうではなく、「お母さんは病気だから、いろいろなことができないけれども、本当はとても子どものことを愛していて、いろいろなことをしてあげたいと思っている。今、そうしてあげられないことで子どもが寂しい思いをしていることもちゃんとわかっている。早くいろいろなことができるようになるために、今は治療を頑張っている」という見方をすることができれば、寂しいことだけれども自尊心に致命的な打撃を与えないですむだろう。

トラウマ症状が強く出ている親に対する最も適切な役割期待は、子どもにそのようなメッセージを伝える、というところに集約されるかもしれない。直接伝えると感情的になってうまくできない人でも、手紙で伝えることはできるものだ。字が読めない子だったら、他の大人が読んであげればよい。これは、親のトラウマ症状と、子どもに必要なことのそれぞれをアセスメントした結果考えられることであり、「母親失格」などとジャッジメントするときには考えられない生産的な方法である。

患者の不和の相手がトラウマ体験者である場合が多い

トラウマ体験者同士が親しくなるということ

さまざまな患者を診てきて時々気づくのが、患者の診断が何であれ、対人関係上の役割をめぐる不和を持つ患者の相手（家族や恋人）が対人トラウマ体験者であるということだ。

相手のトラウマは初診の時点で顕在化しているわけではないことが多い。しかし、なぜ相手はそんなに怒りのコントロールが悪いのか、なぜ相手はそんなに防衛的になるのか、ということを考えていくと、その相手が人生で繰り返しトラウマ的な体験をしているという事実に行き当たることもある。その場合には、相手の不適切な言動をトラウマ症状として認識していかないと、不和の解決が難しくなる。

トラウマ患者の場合、トラウマ体験者と親しくなりやすい要素はあると思う。もちろん、「自分の傷をわかってくれる」という側面もあって、親しくなること自体には何の問題もないのだが、どちらかが自らのトラウマに無自覚なまま親しくなってしまうと、お互いのトラウマ症状が悪循環に陥ってしまうこともある。

100ページで紹介したF子もそうだが、自己への信頼を失い、他者や世界から切り離された孤立感を抱いているときには、F子の恋人のように、どれほど暴力的であろうと「F子がいないと生きていけない」ということを明確にしてくれている人は別れがたい相手となる。トラウマ体験という離断の体験の中、遭難から自分を救い出してくれる唯一の手がかりのように見えるからである。彼を失ってしまうと、再びあらゆるものとの接点を失い、耐え難い孤独に突き落とされるように思われるのだ。

しかし実際には、その「手がかり」そのものが不安定で、落とし穴のようにF子をさらに突き落とし、遭難状態を深めさせている。F子は彼へのしがみつきを増すと、ますます遭難していく、という悪循環の構造に陥っているのだが、F子には「彼にしがみついているから遭難が深まる」という発想はなく、彼にもっとしがみつくことしか考えられない。当然、彼から離れることなどは考えられない、という状態になってしまう。

お互いの境界設定の問題も、病的な相性につながる。自己への信頼を失っているF子は、自分の感じ方に自信もないし、罪悪感も強い。そこに彼が「自分を怒らせないようにするのはF子の責任だ」と言うと、本当にそう感じられてしまうのだ。無自覚なトラウマ体験者である彼の方は、そうやって「正しいのは自分、間違っているのは相手」という枠組みを作ることで自らを防衛しているのだが、彼はそれを「正当なこと」だと思っており、「傷つきたくないための防衛」として向き合うことができないのが彼の問題である。

相手のトラウマにどう関わるか

不和の相手に対人トラウマ体験者特有の対人関係のパターンを見つけることは患者にとって有用となる場合も少なくない。不和がなかなか解決しない理由が自分側の努力不足にあるわけではなく、また、自分が愛されない人間だからでもなく、相手の症状によるものだ、と知ることの意味は大きい。「自分側の努力不足」という感じ方も、「自分は愛されない人間」という感じ方も、いずれも、自己への信頼に関わることであり、トラウマからの回復を妨げる要因となる。相手のパターンを「症状」と認識することは、患者が自分自身に下すジャッジメントを手放す効果につながる。また、「症状」という認識は、相手が故意にやっているわけではない、ということから、相手へのジャッジメントを手放すことにもつながるだろう。

相手のパターンを「症状」として認識したら、後はやはりアセスメントをすることが必要である。相手がまだ自らのトラウマ体験に無自覚である場合、それを指摘するかどうかには慎重な判断が必要となる。一般に、自らのトラウマにいつ向き合うかということとは、本人のプロセスに委ねられる問題である。社会的な不適応や症状（「親しい関係が長続きしない」というものも含めて）に苦しむ中で本人が助けを求める、というパターンが一般的だろう。あるいは、たまたま読んだ本や聴いた講演から自らのトラウマを知る、ということも時々起こる。家族の治療に関わっている中で、自分こそが癒されていないということに気づく、ということも、稀ではない。しかし、それはその人の文脈の中で起こることであり、周りから引き起こせることでもない。本人の文脈の中でのタイミングに合わない形で直面化させてしまうと、新たなトラウマを作ることにもなるかもしれないし、防衛が暴力的な攻撃として関係者に向けられるかもしれない。

相手の状況をアセスメントしたら、それに基づいて対処法を考える必要がある。相手が自らの問題を本当に知りたいと思っているのであれば、トラウマという視点を共有することもできる。夫婦間の不和に夫婦面接の形で取り組んでおり、配偶者が自らのパターンを変えられないことに無力感を抱いて悩んでいる、というようなケースは、比較的うまくいくことが多い。

しかし、否認が強く、とても自らのトラウマを現段階では受け入れられないだろうと思われる人の場合には、別の選択肢を考える必要がある。相手の症状が無自覚のまましばらく続くとして、それが患者の回復をどの程度阻害するのかということをアセスメントする必要がある。それに応じて、境界設定をする必要があるだろう。あまりにも悪影響が強ければ、患者の生活から離れてもらうという形の設定が必要になるかもしれない。

その際、「医学モデル」を徹底することはとても重要である。「症状はコントロールできない」という前提に立たなければ適切な境界設定ができなくなるからである。「もしかしたら相手も理解して変わってくれるかもしれない」という考え方も、「自分が我慢すればよい」という考え方も、いずれも「医学モデル」を逸脱するものである。相手の症状は治療をしなければ変わらないだろうし、自分の症状も「我慢」で解決するものではないからである。

身近な人のトラウマに関わる場合にも、「患者」はあくまでも患者本人であり、治療者はもちろん患者本人の味方としての立場をとるべきである。これは治療の土台としての「信頼」に関わる重要な問題である。相手がどれほど深刻なトラウマを抱えていようと、それは患者の治療という文脈の中で見つかったものであり、あくまでも主役は患者本人である。相手の深刻なトラウマに治療者が気を取られてしまい、患者に多少なりとも「我慢」を要求するような態度をとってしまうと、治療が土台から崩れてしまうということも忘れないようにしたい。

別れというプロセス

相手の現状をよくアセスメントした結果、別れることの必要性を患者が頭では納得したとしても、簡単には進まないことも多いだろう。別れも一つのプロセスであり、特にトラウマ患者の場合は、自己への信頼を失っているため、断固として前進するというようなことは難しい（そう見えるときがあっても、それは何らかの要素を否認しているからできるのであって、結局はまた「行きつ戻りつ」のプロセスに返ってくることが多いだろう）。これはＤＶ被害者の支援をしているような状況では頻繁に経験されることである。一度は家を出ると言ったのに、また戻ると言う、という「行きつ戻りつ」は、プロセスとしては理解できるとしても、その現場で支援している人にとっては絶望感や無力感につながりうることであるし、本当にプロセスの一部として是認してよいのだろうか、という不安も感じるだろう。その「異物」感から、ジャッジメントを下してしまうことも少なくないと思う。

しかし、そんなときにも、「患者に変化を起こすこと」と「患者を変えること」の違いを常に意識しておくと役に立つ。「別れ」という変化を起こすためには、変化のための枠組みは維持しつつ、変えようとしない姿勢が必要なのである。具体的には、「変化することが必要だとは思うけれども」という前提を示した上で、「どんな感じ方をしても大丈夫」という安心感を患者に与えることである。「別れることの必要性を患者が頭では納得した」という時点で、「変化することが必要だとは思うけれども」という前提は示されたことになる。したがって、後は、「どんな感じ方をしても大丈夫」というところに専念していけばよい。

実際に、「やっぱり戻ることにした」と言ったときに、「そう考えるには何か理由があるのだろう」という姿勢でじっくりと耳を傾けていくと、患者は安定していくし、私の経験では、話しているうちに再び「やっぱり出ることにする」と翻意したこともある。逆に、「やっぱり戻ることにした」と言われたときにすぐに否定してしまうと、患者は抵抗を強め、ますます「戻る」方向に傾くだろう。

これは考えてみれば当たり前のことで、「役割の変化」を進みにくい理由の一つが、「新しい役割はネガティブなところばかりが目につき、古い役割はポジティブなところばかりが目につく」ということである。これは変化の不安を反映したものであるが、いざ変化しようとすると、新しい役割がとても難しいものに思え、一方、古い役割の欠点が小さく感じられ、「やはりこのままでよい」と思いやすくなるのだ。ひどいDVを受けてきたのに、いざ別れようとすると「昔は優しかった」などという記憶が優勢になるのはそのためだ。そのときにじっくりと話を聴くと、不安が和らぎ、全体のバランスが変わってくる。

また、「どんな感じ方をしても大丈夫」という安心感を患者に与えておくと、戻ってみてやはりだめだったときにも受け入れてもらえるだろうという安心感につながる。「戻るなんて、何を考えているのかわからない。もう知りません」と突き放すような態度をとってしまうと、それ自体が混乱するし、「だめだったときには受け入れてもらえない」と患者を追い詰めてしまう。それこそ、危険な結果につながりかねない。そもそも、全体の「行きつ戻りつ」というプロセス性を頭に入れれば、ある一つの決断が決定的になるような構造を作るべきではない。プロセスを信じ、その揺らぎに対応できるように準備しておくことが現実的に必要なことである。

「緊急処置」の位置づけ

なお、身体的な安全はもちろん何よりも優先されるべきことである。危険が予測されるところに患者が戻ろうとしている場合、とにかく安全が確保できるような方法を患者と話し合うべきである。その際にも、目標はコントロール感覚の回復だということを常に頭に置き、患者の意思と選択を最大限に尊重する必要がある。

とはいえ、身体的安全に関わる話の場合、「患者の意思と選択の尊重」と言っても限度があるという場合も出てくる。暴力を受けた後の物理的な隔離など、患者が十分に納得していないことでも、「緊急処置」として行わなければならない場合はある。そんなときには「全体のプロセスの中での位置づけ」をすることでダメージを抑えることができる。現在やっていることは「緊急処置」に過ぎず、永続するわけではないことを伝え、「緊急処置」が必要な理由だけではなく、全体のプロセスにとってどういう意味を持つのか（暴力から解放された環境で急性トラウマ反応を癒すことで、症状に巻き込まれずに今後の対処法を自分で考えることができるようになる、など）を説明すれば、やや強制的な「緊急処置」であっても、コントロール感覚に致命的なダメージを与えることにはならないだろうし、治療者への信頼も損なわれないだろう。

トラウマ治療では、万事において、目的を明らかにした上で「現在やっていること」を位置づける必要がある。これはもちろんコントロール感覚の回復のためでもある。たとえば身体的安全というテーマであっても、自分にはいろいろな思いがあるのに、ただ「何よりも身体の安全が大切」ということだけを言われて何かを決められてしまうと、自分の気持ちをシャットアウトされてしまったように感じ、さらに混乱してコントロール感覚を失うことにもなる。「患者の身体の安全にこだわるのは、患者の選択肢を広げるため」ということを理解してもらえば、同じ状況であってもコントロール感覚は高まるだろう。

そしてそれ以前の問題として、目的を明らかにせずに何かをするというのは、トラウマ症状を刺激するものだということを忘れないようにしたい。「次に何が出てくるかわからない」「急に自分を脅かす存在に変わるかもしれない」ということはトラウマ体験者にとって本当に怖いことであり、治療者の「手の内」は常に明らかにしておかなければ信頼関係は築けない。

患者にトラウマ体験を与えた相手が身近な生活圏にいることがある

このケースの場合、初診時には、患者のトラウマ体験すら明らかになっていないことが多い。摂食障害などの病気で受診し、治療をしていく過程で、身近な他者（往々にして治療に連れてきた人であったりする）からトラウマを受けた経験があることが明らかになる場合がある。治療に連れてきた人が別の人である場合には（たとえば、虐待者が父親であり、治療には母親が連れてきた、など）、より親しい人がいるということでもあり、通常のトラウマ治療をすることもできる場合が多い。

しかし、治療に連れてきた人がトラウマの加害者である場合には、事態はもう一段複雑だ。治療に「連れてきた」ということからもわかるように、本人は自らが行ったことが本人にトラウマを与えたということを自覚していない。また、患者も、自分の症状がトラウマ症状だということを自覚していない。トラウマの存在に気づくのは、その二人のやりとりの中でトラウマ症状が認められるようなときであることが多い。相手の言動に対して、患者はなぜ「不満」ではなく「恐怖」を感じるのか、患者はなぜ突然スイッチが入ったように過剰に攻撃的になるのか、ということを見ていくと、やはりトラウマという文脈を見つけることが多い。

患者を連れてきた加害者を治療の中でどう位置づけるか、ということであるが、一般に、引き続き患者の生活圏の中心人物であり続け、治療にも積極的に参加してもらうためには、トラウマという文脈を理解しようとする意思が最低限の必要条件だと私は考えている。それがどうしても難しい場合には、やはり前項と同様に、距離をとる必要がある。

「どうしても難しい場合」の背景はさまざまであるが、比較的多いのは、トラウマの加害者自身が無自覚なトラウマ体験者だというケースである。自分が相手を傷つけたということをどうしても理解したがらず、抵抗するような場合、その本人もトラウマを持っていることが少なくないのだ。

「加害者には被害者が多い」というのは最近ではよく知られるようになった事実である。これは臨床現場でも日常的に観察されることだし、刑務所で加害者更生活動をしているような人たちは、そこにおける被虐待者の多さに以前から気づいている。そして、加害者へのアプローチをしている人たちは、加害者が自らの被害者性に向き合わなければ、自らの加害者性に本当の意味で向き合うことができない、ということを見出しつつある。つまり、自分自身が傷ついており、癒しを必要としている、ということを理解しなければ、自分が人を傷つけたということを理解することはできないということだ。

これは、加害行動が、トラウマ症状としての感情コントロールの障害や境界設定の困難によるものだと考えれば、理にかなったことである。つまり、本人にとっては「自己防衛のための正当な手段であり、自分を脅かした相手が悪い」という認識にとどまっているのであって、そんなときに「相手に悪いと思わないのか」と言われても、全く心には響かないということになる。「自分を脅かした」という感じ方がトラウマの影響を受けていることから理解していかないと、自らの行動の不適切さが本当のところわからない、ということである。

患者の身近にいる人が患者にトラウマを与えていて、その加害性に気づいていないときには、患者の治療という枠組みだけで対処することは通常困難である。複数のトラウマ体験者を扱う際には、それぞれの文脈を同時に視野に入れなければならないが、トラウマ患者には「自分の」味方が必要なのであり、一貫して信頼できる治療者が必要である。「身近な人」の文脈を理解しようとする過程では、必ず、患者の現実を離れる瞬間がある。それは、患者との信頼関係をリスクにさらす瞬間でもある。

私の今までの臨床経験では、相手のトラウマという文脈を扱えるのは、患者との間に確固たる信頼関係がすでに成立していて、患者の治療課題として最後に残ったものの一つが「相手のトラウマを扱うこと」であり、「患者の治療」の一環としてそれに取り組むという戦略を患者と一緒に立てた場合のみである。つまり、相手の文脈を扱うのはすべて患者のためであるということに患者が完全に納得している場合にのみ、比較的安全に患者以外のトラウマを扱っていくことができると感じている。もちろん、一度合意したからと言って感情が揺れ動かないわけではないので、常に患者の現実に向き合う努力を怠らないようにすることは必要である。

第六章 「ジャッジメント」の現実に向き合う ——燃え尽きを防ぐ

治療者・支援者にとってのジャッジメント

本章では、治療という文脈のみではなく、広くトラウマ支援を視野に入れてジャッジメントについて考えていきたい。つまり、一人の人間として、トラウマ体験者にどう向き合っていくか、ということである。治療はその中に位置づけられ、特殊な役割を担っているが、同時に、トラウマ支援全体に共通する姿勢は治療の基本姿勢にも反映されるべきである。本章では、「支援」と言うときには治療も含み、治療者と支援者を総称して「支援者」と呼ぶ。

前章までに述べてきたことは、いずれも、トラウマ体験者から見たときのジャッジメントの問題点である。トラウマ体験者の現実からずれたところでは適切な支援はありえない、という意味で、ジャッジメントはトラウマ体験者にとって明らかな問題だということは理解していただけただろう。

しかし、ジャッジメントの問題は、トラウマ体験者にとってのみあるのではない。支援者にとってもジャッジメントは極めて有害な要素を持っており、いろいろな形で心身の健康を蝕むことになる。その代表的な例が「燃え尽き（バーンアウト）」なのだと思う。

トラウマ体験者の支援という仕事は、燃え尽きやすいことで知られている。支援者の「燃え尽き」は、支援者本人にとって心身の健康を害する大変な問題であると同時に、結果としてトラウマ体験者を傷つけ、コントロール感覚を損ねることになる。それが「燃え尽き」として認識されればトラウマ体験者に罪悪感を抱かせることになるし、「燃え尽き」に見せないようにすると「冷たさ」「裏切り」と感じられてしまうからだ。自分が頼った人が疲れ果ててしまったり、自分を見捨ててしまったりすると、自己への信頼は大きく損なわれて当然だ。

「トラウマ体験者の支援」という「役割の変化」

「燃え尽き」という現象を理解するためには、「トラウマ体験者の支援」を「役割の変化」としてフォーミュレーションするとわかりやすい。想像を絶する話を聴く体験の一つ一つ、トラウマ体験者の反応に触れることの一つ一つが、支援者にとっては「役割の変化」である。自分が知らなかった世界のある側面を知ること、あるいは、自分がトラウマ体験者の前にただ無力であることを知ることは、それ自体が「役割の変化」なのである。そして、「燃え尽き」は「役割の変化」への不適応の形と考えることができる。「役割の変化」として考えてみれば、そのポイントは35ページで述べたとおり、（1）

ソーシャルサポート（支援者を支えてくれる人はいるか）、（2）感情（トラウマ体験者の支援の中で感じる感情に対処できているか）、（3）ソーシャルスキル（支援者として必要な対人関係のスキルなどを持っているか）、（4）自尊心（トラウマ体験者の支援という経験の中で自尊心が低下してしまっていないか）、ということになり、特に重要なのはソーシャルサポートと感情の処理である。「役割の変化」の中で遭難しないようにするためには、自分の感じ方を道標に、それを周りの人に肯定してもらいながら、進んでいく必要がある。支援者が孤立せずに支え合える体制を作ることは、「燃え尽き」を防ぎ有効な支援をしていくためにはとても重要なことであり、すでに随所で指摘され実践されているが、こうして「役割の変化」としてその意味合いを考えてみると、さらにわかりやすい。

トラウマ体験者の支援という状況においては、特に「自分の感じ方の肯定」が重要なテーマとなる。トラウマ体験者との関わりの中では、ジャッジメントを下してしまうことも多い。それは当然のことで、「想像を絶するトラウマ体験」というのは、強烈な「異物」なのだ。当然、「異物を消化しようとする試み」であるジャッジメントはフル稼働してしまうだろう。そしてそんなジャッジメントの結果、ネガティブな感情を抱くことも少なくないものだ。支援者は、「自分は支援者なのに、こんなに大変な体験をした人に対してよい感情を持てない」と悩むこともある。そして、「支援者として不適切な感じ方」だと思うために、なかなか人に言うことができない。

そんな自分の思いを安全な場ですべてさらけ出して、「それでよいのだ」と言ってもらえることは、自分に対するジャッジメントを手放し、プロセスを前進させる効果がある。トラウマ体験者に対するジャッジメントの手放しが起こるとしたら、その後のことだ。自分にジャッジメントを下している中では、相手へのジャッジメントを手放すことはできないと思う。せいぜいできるのは「手放しているふり」であり、これは自分の健康にダメージを与えることになる。

「境界設定」の意味

「トラウマ体験者の支援」という「役割の変化」の中で必要となる「ソーシャルスキル」の一つとして、「境界設定」がある。

境界設定は、一般の人間関係においても役に立つ概念であるが、ことにトラウマ体験者に対しては重要な意味を持つものである。なぜかと言うと、「どの範囲であれば援助を期待してよいのか」を明確にすることは、信頼の基礎となるからだ。「何でもやります」と言ってくれたのに、いざ何かを頼んでみると断られる、というのでは、信頼できないと感じるのがむしろ当たり前だろう。

頼りにしていたのに断られる、というのはそれ自体が傷つく体験となるが、トラウマからの回復という文脈においては、コントロール感覚という観点からも深刻な問題となる。「どの範囲であれば援助を期待してよいのか」ということを知り、その範囲での援助を求めて応えてもらい事態を改善していく、ということはコントロール感覚に明らかにつながることであり、そのはしごを外されてしまうと「どのように援助を期待したらよいかわからない」「そもそも援助を求めてもよいものかわからない」ということになってしまう。

こうして混乱した結果として考えれば、「しがみつき」も「激しい攻撃」も「絶縁」も理解できる。そして、その時点で「いつまでもしがみついているとエンパワーされない」「攻撃ばかりしていると助けてくれる人も助けてくれなくなる」「そうやって自分から縁を切っていくから誰も助けてくれないのだ」などと教え諭すことがどれほどピントを外しているか、ということは理解できると思う。そして、それはトラウマ体験者からは「ピントを外している」と受け止められるよりも、「自分を脅かすもの」として受け止められることの方が多いだろう。「ピントを外している」というように「相手側の問題」として認識するためには、ある程度の自己への信頼が必要だからである。そもそもが、はしごを外されて混乱しもがいている状態の人にとっては、あらゆる不適切な言動が「自分を脅かすもの」と感じられるのは当然だろう。

このような文脈を考えてみれば、どのような「境界設定」の仕方が妥当かということもわかってくると思う。「境界設定」を、単に「できないことはできないと言う」という意味だと思っている人もいて、結果としてトラウマ体験者を傷つけている場合がある。そのようなケースを見ると、そこには明らかに「援助する側」と「される側」の上下関係があって、「する側」が一方的に通告したことは「される側」が納得しなくても受け入れざるを得ない、というような構造になっている。

この構造の何が問題なのかと言うと、もちろん、トラウマ体験者のコントロール感覚に関することである。納得してもいないことを一方的に押しつけられる、という構造は、コントロール感覚の回復という観点からは極めて問題がある。

「境界設定」という「役割期待の調整」

「境界設定」の作業は、本質的には「役割期待の調整」の作業だと私は思っている。「できないことはできない」というのは、こちら側の役割期待に過ぎず、それを一方的に通告するだけでは全く十分ではない。役割期待を調整するためには、相手の役割期待をよく理解し、話し合って、別の形にできる期待であれば別の形にすればよいし、この関係の中だけでは満たされないものがあれば別の手段を考える、というところまでを共にする必要がある。

自分側の役割期待を整理する際に、自分が実際にどこまでできるかをよく考えることはとても重要だ。よほどの異常事態に見舞われない限りは余裕を持って守れるという範囲を決めることである。それは「相手がどれほど重症か」という相手側の事情で決めるべきことではなく、完全に支援者側の事情で決めるべきことだ。そうしなければ持続可能なサービスを提供することはできない。「援助できる範囲がどれほど広いか」ということは、「その範囲が常に一定しているか」ということに比べれば重要度は低いと思う。トラウマ体験者にとって、「いつも冷たい人」は、「いつ冷たくなるかわからない人」よりもはるかにましなのだと思う。予測可能であることは、とても重要だ。

自分側の役割期待を整理しておくことは重要であるが、それを伝える前に、トラウマ体験者の役割期待をよく理解する必要がある。トラウマ体験者が支援関係の主役である以上、この順番は実は重要だと思っている。トラウマ体験者側の期待をよく聴いて、そのうちどの部分を自分が満たすことができ、それ以外の部分はどうするか、という作業が必要なのであり、それを共にすることによって信頼関係も育つし、トラウマ体験者のコントロール感覚も回復に向かっていくだろう。

「できないことはできない」ということだけを一方的に通告してしまうと、トラウマ体験者が「自分の要求は不適切なのではないか」と感じ、自己への信頼をさらに失うこともあるだろう。自尊心が下がった人はよく「私は多くを求めすぎるのだと思う」と言うものだが、支援者が「できない」と言うようなことを要求してしまった自分、と考えれば、当然自分を責めることになる。「こんなこともできないのか」と支援者を責めているような人であっても、心の中では自分を責めていることが多い。

また、「できないことはできない」と通告されてしまうと、不安が高まった状態では「できない」という部分にだけ目が向いてしまい、パニックにすらなるかもしれない。少なくとも、自分の問題が解決されていくという全体像をつかむことができず、コントロール感覚を持つことはできないだろう。トラウマ体験者の期待を正当なものとして位置づけた上で、その中で自分が果たせる役割を明確にし、足りない部分をどう補うかを話し合う、という構造はとても重要である。

このことに関連して思い出すのが、治療者向けのワークショップで「患者さんの自殺念慮をどう扱っていますか」という質問をしたときのことだ。ある治療者は、「死なないと約束できなければ診ません」と言っている、と答えた。自分が患者の立場だったとして、こんなことを言われたら困ってしまうだろう。

私はその治療者が自殺の可能性の高い患者を診るべきだと言っているわけではない。臨床能力や治療体制によって診られる患者の層はもちろん違うだろう。しかし、患者側の現実を考えれば、その患者には「自殺念慮という症状」があるのである。症状としての自殺念慮であれば、「死なないと約束する」ことを期待するのは適切なのだろうか。精神療法の枠組みの中で約束できることがあるとしたら、「死にたい気持ちが強まったら連絡する」というところだろう。その連絡先を治療者自身にするのか、救急機能を持った別の機関にするのか、というのは、単にそれぞれの事情に合わせて話し合って決めればよいだけのことである。

「死なないと約束できなければ診ません」と通告することは、自殺念慮という症状を持った患者の現実を無視した姿勢だと言える。そんな姿勢をとってしまうと、患者は結果として、自らの症状に対して「自分は弱い」「約束が守れないだめな自分」などとジャッジメントを下すようになってしまい、コントロール感覚をますます失っていってしまう。「境界設定」は、患者の現実を踏まえて行うことが何よりも重要である。

トラウマ体験者の現実を踏まえるという意味で言えば、設定された境界に対してトラウマ体験者がネガティブな感情をぶつけてくるということもそのまま受け入れるべきことである。境界設定の作業の中で相手に期待すべきことは、単に「その枠組みに合意すること」だけである。「その枠組みに満足すること」は期待すべきではない。トラウマ体験者には症状やプロセスがあり、その時々で感じ方が違う。いったん合意したことについてネガティブな感情を持ってはいけないということは決してなく、合意はしているけれども不安や怒りを感じるのは全く普通のことだ。そして、トラウマ体験者がコントロール感覚を持てるようにするためには、それを「全く普通のこと」として受け入れる必要がある。怒りをぶつけられるたびに動揺して枠を変えたりしてしまうと、「全く普通のこと」ではない、という意味になってしまう。

もちろん、怒りをぶつけられるということについても、自分が耐えられる範囲の枠を設定すべきだ。症状としての怒りなのだから、どんな状況でも耐えるべきだということはない。たとえば、患者からの暴力に耐えることは不適切だろう。自分が引き受けるべき範囲については、通常の境界設定と同様に行うことができる。

「かわいそう」というジャッジメント

「トラウマ体験者の支援」を「役割の変化」として見てみると、「燃え尽き」が起こるときには、支援者としての自分の役割の定義が適切でないのだろうということもわかってくる。もちろん、どんな仕事であっても、断れずに抱え込んで「燃え尽きてしまう」人はいるが、ことトラウマ支援の領域に「燃え尽き」が多いのは、「引き受ける役割」が不適切に膨張しているからなのではないかと思う。そしてその「膨張」を作り出しているのは、支援者側の姿勢によるところが大きいように感じる。

「断れない」という状況ひとつ見ても、それが客観的な判断なのか、主観的な判断なのか、ということを考えていけば、主観的な判断であることの方が圧倒的に多いだろう。また、「燃え尽き」路線に入ってくると、「自分のための時間」を持つことにすら罪悪感を抱くようになることが多い。

なぜ「断ってはいけない」と感じるのか、なぜ「楽しんではいけない」と感じるのか、ということを考えていくと、その根底に見つけることが多いのが、「トラウマ体験者はかわいそう」というジャッジメントである。

本来、トラウマ体験者の現状をきちんとアセスメントして、その中で必要とされる援助の一端を自分が担う、ということであれば、オフの時間に自分がどれほど楽しもうと全く関係のない話のはずである。しかし、「トラウマ体験者はかわいそう」というジャッジメントを下してしまうと、「かわいそうでない、罪深い自分」が浮き彫りになる。だから、自分自身が楽しむことに罪悪感を覚えるのであり、相手の要求が理不尽だと思ってもそう思っていない「ふり」をするのである。

トラウマ体験者の支援における「燃え尽き」の問題をきちんと考えていくためには、「かわいそう」というジャッジメントに向き合っていく必要があるのだと私は思っている。現在では、表だって「かわいそう」というジャッジメントを下している人はむしろ少数派かもしれない。それが失礼なものの見方で、トラウマ体験者が嫌がるということは以前よりも知られているからだ。しかし、本当に心の中からそのジャッジメントを手放すことができているのか、「ふり」にとどまってしまっているのではないか、ということは振り返ってみる価値がある。実際にいろいろな支援者と話をしていると、「かわいそう」というジャッジメントをひしひしと感じることは多い。

「燃え尽き」につながるのは、何も「かわいそう」というジャッジメントだけではない。「トラウマ体験者はすごい」というジャッジメントも、同じように「燃え尽き」につながりうる。実際に、最近ではトラウマ体験者は「すごい」とジャッジされることも多い。トラウマを生き延びた力のある「すごい」人、自分だったらとても耐えられなかったようなことに耐えた「すごい」人、世の中の不正に立ち向かうために身を挺している「すごい」人、ということである（こういう見方が必ずしも体験者本人にとって嬉しいものではないということについては、14ページで述べた）。このような場合も支援者にとっての結論は同じで、「すごくない、罪深い自分」が浮き彫りになる。だから、断れないし、自分自身が楽しむことに罪悪感を覚える。相手はすごいと思うから、相手の要求が理不尽だと思ってもそう思っていない「ふり」をするのだ。

ジャッジメントの内容は正反対でも、結果としては同じような方向に向かい、「燃え尽き」へとつながっていくことになる。つまり、「燃え尽き」を防いでいくためには、「かわいそう」というジャッジメントの内容を論じるのではなく、ジャッジメント全般を手放すことを意識していく必要がある。

ジャッジメントを手放すということ

ジャッジメントを手放す必要性は理解できても、支援者も人間である以上、なかなか簡単に手放せるものでもない。前述したように、ジャッジメントは「異物」を自分なりに消化しようとする試みであるとも言え、私たちが「自我」を持って暮らしている限り、完全に無縁になることはできないからだ。次章で述べるが、特に支援者本人のトラウマや価値観に関わる話については、「自我」を手放しにくいので、必然的にジャッジメントを手放すのが難しくなるだろう。

しかし、それは、「ジャッジメントを下さなくなることはない」という意味であり、「下してしまったジャッジメントを手放すことができない」という意味ではない。そして、ジャッジメントの手放しこそ、「異物」の本当の意味での消化なのではないかと私は思っている。

ジャッジメントは消化の「試み」に過ぎず、常に消化不良感がつきまとい、それが相手を傷つけたり自分にストレスを加えたりすることになる。しかし、それを手放して、本当に消化することができると、相手とのつながりを感じ、本当の意味で相手の役に立てると同時に、自分自身も癒されるのだと思う。トラウマ体験者の支援において必要とされるのは、実はこのレベルの癒しなのだと思う。

ここで重要なのは、「ジャッジメントを下さないこと」には目標を置かない、ということである。そんな目標はそもそも主観的な生物である人間には適していないし、そのような目標を立ててしまうと、結局は「ジャッジメントを下していること」の否認につながってしまいかねない。そうなると、「ジャッジメントを下すこと」についてのジャッジメントを下している、という二重構造になってしまい、さらに複雑な話になる。否認しているものは手放すこともできない。目標はあくまでも、「ジャッジメントを下したということに気づき、それを手放す」というところにあるのだと私は思っている。大切なのは、気づくこと、そして、そのこと自体にはジャッジメントを下さないことである。

相手の現在に集中するということ

ジャッジメントを手放すための有効な手法の一つが、相手の現在に集中するということである。相手の現在の話だけを聴き、それ以外の思考を聴かないようにするのだ。人の話を聴いていると、頭の中にはいろいろな思考が浮かんでくるものだが、それらをあえて脇に置いて話に集中し直す、ということを繰り返していく。思考を「消す」のではなく、「脇に置く」ことがポイントである。

これは頭でこじつけるのとは全く違う次元の話だ。「トラウマ体験者をかわいそうだと思うことはよくないからかわいそうだと思わないようにしよう」と思っている限り、私たちはジャッジメントを手放すことができない。それは、「かわいそう」というジャッジメントに対して、「よくない」というジャッジメントのふたをかぶせているだけであって、ジャッジメントの次元から逃れているわけではない。しかし、あらゆる考えを手放して、相手の存在に集中してみると、自分が自由になることが感じられるだろう。かわいそうだと思ってはいけないのではなく、「わざわざかわいそうだと思う必要がない」のである。そして相手がかわいそうでない以上、自分も罪悪感を抱く必要はない。

このことを習慣づけていくと、ジャッジメントを手放すということが体感できるようになってくる。自分の思考（ジャッジメント）と共に聴く相手の話と、思考を「脇に置いて」聴く相手の話とは、明らかに性質が違うからである。

まず、疲れ方が全く違う。ジャッジメントを下しながら相手の話を聴くと、とても疲れるものである。それは当然のことで、いちいち「異物」につまずきながら、それを消化しながら進んでいくのはとても大変な作業だからだ。「人の話を聴くのは疲れる」と言う人は、ジャッジメントを下しながら聴いていると言って間違いないだろう。

自分が疲れないためにも、傾聴する際にジャッジメントを手放しておくことは大変効果的だが、同時に、それは「ふり」ではない「無条件の受容」となるため、相手にとってもとても温かく深い体験になりうる。特にトラウマ体験者にとっては、「相手は本当は心の中で自分を見下しているのではないだろうか」などと疑心暗鬼にならないですむ温かい環境は貴重である。

トラウマ体験を話す人にとって、大切なのは「安全な場」であり、「深刻な場」ではない。よく、深刻な話は深刻な顔をして聴かなければならないと思っている人もいるが、これは迷信である。実際に、自らのトラウマ体験を他者に打ち明けたとき、相手が暗くなってしまうと、「話さなければよかった」と思う人は多い。特に自らのトラウマ体験によって、自分が「汚れてしまった」と思っているような性的トラウマ体験者などは、聴き手が暗くなってしまうと「自分の毒気で汚染してしまった」とすら思うものである。これは安全な場とは正反対のものだろう。「安全」というのは、「ひどいことを言われない」というだけでなく、「何を言っても大丈夫」という感覚のことだからである。

思考をすべて脇に置いてアセスメントができるのか、と思われるかもしれない。確かに治療作業においては、アセスメントのために思考を使う必要がある。しかし、それは、「脇に置く」ときに、アセスメントのために注目しなければならないものをより分けておくだけの作業であり、患者の話に集中しないこととは違う。実際の治療の中では、すでにアセスメントしたことの中に違和感なくおさまる患者の話をじっくりと聴くことで治療プロセスが進むという時間の方がずっと長い。そこから外れることの違和感があったら、それをより分けてとりあえず「脇に置いて」おき、その後、第四章で述べたように、さらに文脈を読めるように話を聴いていけばよいということになる。

トラウマ体験者は「かわいそう」なのか

どれほどジャッジメントを手放すトレーニングをしても、根底に「トラウマ体験者はかわいそう」という信念があると、もちろん常にそこに立ち返ってきてしまう。そこで、ここではその信念そのものを問い直してみたい。

このことを考えるためには、「本人」と「トラウマ」の関係性を明確にする必要があると思う。トラウマによって本当に本人が損なわれてしまうのであれば、それを「かわいそう」とジャッジすることもあながち不適切とは言えない、ということになるからだ。

私はトラウマを「傷」として見るよりも、「役割の変化＝それまでの日常からの離断」として見る方が臨床上役に立つと思っている。「傷」として見てしまうと、それ自体が独立して、まるで「傷」が主役のようなことになってしまう場合がある。ある人と別の人の「傷」の形が外見上同じであっても、本人にとっての意味は全く異なっている可能性がある。第四章で述べたように、本人は自らの文脈の中で悩み、病気になっているのであるから、その同じ文脈においてしか効果的な治療はできない。トラウマは、トラウマという「傷」の話ではなく、「本人が体験したこと」「本人が体験していること」の話なのである。

もう一つの、より重要な理由は、その「プロセスとしての意味合い」である。「傷」として見てしまうと、あたかも本人が損なわれたように思えてしまうし、傷の深さによっては固定的なものになるような気すらする。しかし、「それまでの日常からの離断」という体験をした、というふうに見れば、本人そのものは無傷に保たれており、その体験はどこかで固定されることなく、日々がつながりを回復するためのプロセスの連続、と見ることができる。

この見方をすると、トラウマ体験そのものは確かに気の毒な体験だったと認めるとしても、トラウマ体験者が「かわいそうな人」という固定的な「傷物」としての立場に身を置くわけではない、ということがわかってくる。ある体験をし、そこで離断してしまったものをつなぐ作業を日々している人、という存在である。その作業の中では、もちろん、他人からの支援が必要な時期もある。それは、「かわいそうな人」だから助けが必要なのではなく、「離断してしまったものをつなぐ作業には人手がいるから」なのである。

このように考えてみると、「トラウマ体験者をかわいそうだと思わないこと」と「トラウマ体験者に対して協力的であること」を両立させることができる。「かわいそうでない人」なら一人で何でもできるわけではなく、それなりの体験をする中ではそれなりの人手が必要、というだけのことである。

このように考えてくると、役割期待というテーマにも行き着く。「燃え尽き」が起こるときの一つのパターンとして、「相手を救えるのは自分しかいない」という思い込みがある。特にトラウマ体験者が初めて心を開いてくれたのが自分に対してだった、などという場合、「相手を救えるのは自分しかいない」と思いたくなることは多いものだ。

もちろん、そこで築かれた信頼は大切にすべきである。しかし、「信頼」と「依存」は違う。そしてトラウマからの回復のメインテーマはコントロール感覚の回復であり、依存は本質的にそれとは反対の位置にあるものだ。つまり、トラウマ体験者を「救う」という姿勢でいる限り本当の意味では回復のプロセスには貢献できない、ということを強く意識しておく必要がある。

また、トラウマ支援においては常にその「プロセス性」を忘れてはならない。ある時点においては「依存」にしか見えない関係性でも、プロセスの中では必ず変わってくる。

「依存させてはいけない」と思うあまり、トラウマ体験者と距離をとろうとする必要もない。これは境界設定（143ページ）のところで述べた通りで、あるときには依存を許したのに別の時には突き放す、などということはもちろん避けるべきである。しばらく「依存」の状態にとどまることも、十分に信頼して先に進むためには必要なことなのかもしれない、と、プロセス性を十分に認識した大きな視野を持つことが必要である。

トラウマ体験者の味方でいるということ

「燃え尽き」につながるもう一つの要素として、「怒り」があるように思う。トラウマ体験者の支援をする中で体調を崩す人たちを見ていると、「怒りの毒気にやられている」という印象のある人が少なくないのだ。自らが「トラウマ体験者の味方」であることを明確にするために、「加害者」（特定の事件の加害者個人の場合もあれば、加害者なるものの総体や、それを生み出す構造である場合もある）への怒りを維持しているような場合である。

トラウマ体験者サイドにつくということは、加害者への怒りのエネルギーを維持するということだと思っている支援者は少なくない。怒るのをやめてしまうと、トラウマ体験者を見放すような感じがする、というのである。しかし、動機は何であれ、怒りのエネルギーの中に身を置くこと、そして、自らも怒り続けることは、思いのほか人間の健康を損ねるものである。そして、そんな時期が続いた結果として体調を崩すということになる。

支援者自身の癒しについては次章で改めて述べるが、ここでは、そもそも怒ることでトラウマ体験者の味方になれるのか、ということを考えてみたい。

「信頼」というテーマを抱えたトラウマ体験者にとって、もちろん、「加害者サイドではない」ということを明確にしてくれている人の存在は貴重である。最初は味方のような顔をしていたのに途中から加害者の肩を持つ、などという人に比べれば、はるかにありがたいものだ。しかし、周囲の怒りのエネルギーはトラウマ体験者の回復に貢献するのか、と言うと、必ずしもそうではなく、実際にはトラウマ体験者の負担になることも少なくない。

この一つの理由が、トラウマからの回復のプロセスのメインテーマである「コントロール感覚」に関することである。怒りのエネルギーはコントロールがきかないものだ。「自分のために怒ってくれている人」に、人は不安を感じることがある。その怒りがどうなってしまうのかということをコントロールできない不安が、トラウマ本来の苦しみに上乗せされてしまう。トラウマ本来の苦しみは、恐怖を主体としたものであるため、

「自分のために怒ってくれている人」の怒りをコントロールできないことは、不快というよりも恐怖として感じられることが多い。実際に、自分の身近な人の怒りが暴走して事態がさらに危険な方向に進むのではないか、という怖れから、トラウマ体験を打ち明けられない人もいる。

また、「自分のために」怒ってくれている、ということは負担にもなる。自分も同じようなエネルギーを維持しなければ、せっかく「自分のために」怒ってくれている人を裏切るような気持ちになってしまうのだ。しかし、トラウマ体験者には本人なりのプロセスがあり、エネルギーにも波がある。そんな中、「自分のために」怒ってくれている人のはずなのに、その人に本人が気を遣って合わせる、という現象が起こってくる。これはかなりの負担になる。

そもそも、怒りそのものに毒気がある。怒り続けることが心身の健康を害するということは、医学的なデータも含めて、多くの人に共有されていると思う。いくら「自分のために」怒ってくれている人であっても、怒っている人は怖いものだ。特に全体に不安や警戒心が高まっているトラウマ患者にとっては、いかなる怒りも脅威となる。

加害者への怒りを明らかにすることは、確かに、加害者サイドの人間ではないということを知らせるわかりやすいやり方ではある。しかし、それは「加害者サイドではない」

という意味に過ぎず、「トラウマ体験者サイド」ということまでは意味しない。加害者への怒りが、「支援者VS加害者」という対立構造につながってしまい、トラウマ体験者の居場所がなくなっているように見えることも少なくないものだ。ケースによっては、「支援者VS加害者」の闘いが主役になってしまっていて、トラウマ体験者はせいぜいそれに協力する役割、というようになってしまっていることもある。

こうして見てくると、周囲の怒りは、本人の現実とは関係のないものになってしまっているという側面がわかる。最初に怒りを覚えたきっかけは確かに本人の現実だったのかもしれないが、「怒りの対象」として独立してしまうと、本人の現実との間にずれが生じてくる。その「ずれ」が、怒りに対して抱く不安であったり、「自分のために怒ってくれている人に気を遣って合わせる」という現象であったりするのだろう。

向き合うべき相手は「加害者」ではなく常にトラウマ体験者本人である。そして、それこそが、トラウマ体験者の味方でいるということだと思う。他の誰の現実でもなく、トラウマ体験者の現実と共にいるということ、つまり、ジャッジメントという曇りのない目でトラウマ体験者を見ていることが、「味方」なのだ。

「トラウマ体験者の味方でいるということ」が「ジャッジメントを手放すこと」であれば、それは支援者の燃え尽き防止にもなる。そんな形でトラウマ体験者の支援ができれば、支援活動は支援者にとっても貴重な癒しの機会になるはずだ。

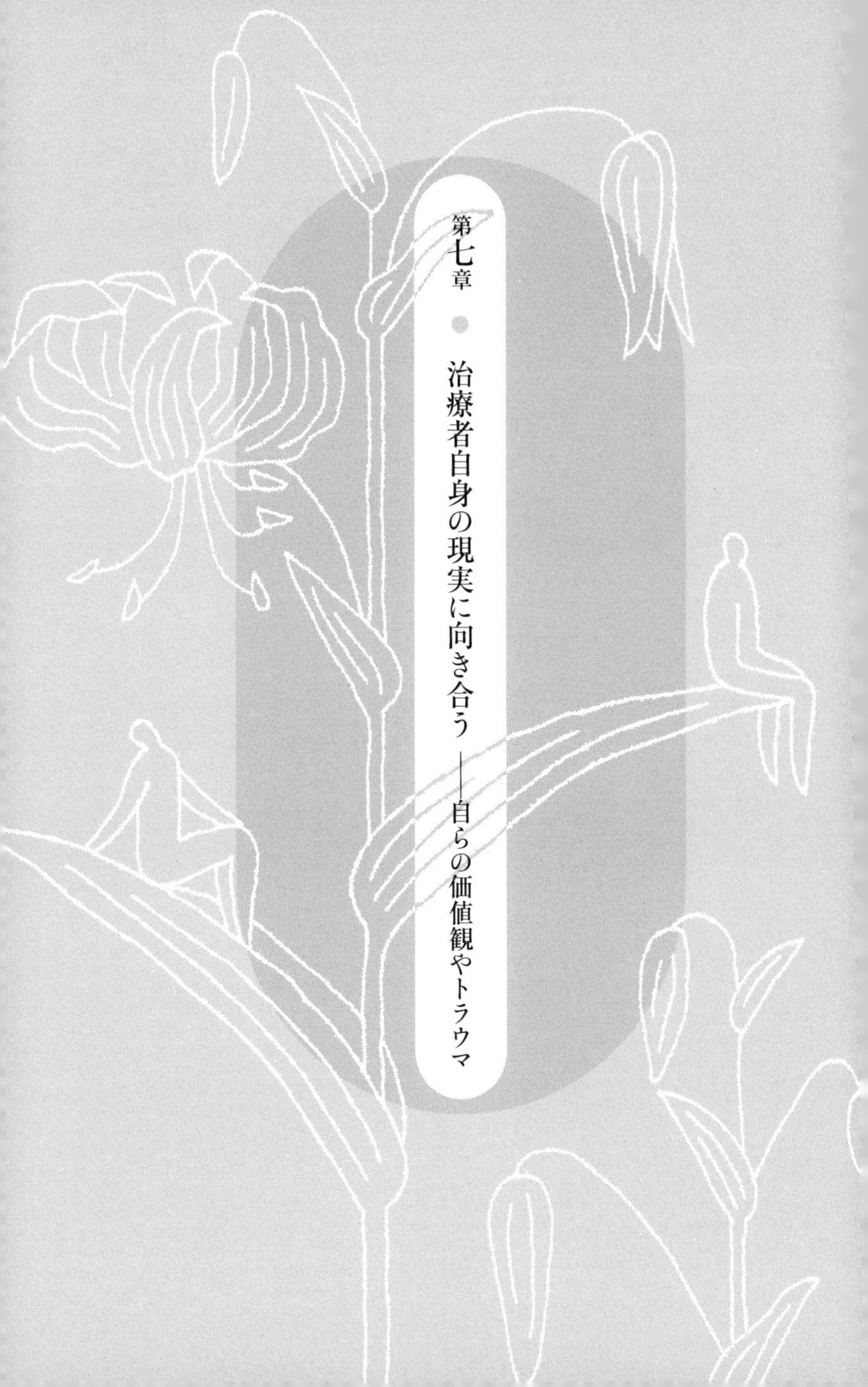

第七章

治療者自身の現実に向き合う
——自らの価値観やトラウマ

治療者自身のトラウマ

治療者の中には、自らがトラウマ体験者という人も少なくない。自分自身のトラウマ体験を通して、心や癒しに関心を持ち治療者を志す人もいるだろうから、自然なことではあると思う。また、すべての治療者が完全に癒されていることなどありえないだろうし、どんな治療者も、何らかの「癒されていない部分」を抱えているものだと思う。

そうは言っても、治療者として患者に関わる以上、自らのトラウマをどう位置づけるか、ということは必ず整理しておかなければならない重要なポイントとなる。

自らのトラウマについて無自覚でいると、患者のトラウマに共鳴してしまい、その「共鳴」を「共感」と勘違いしてしまうという現象が起こってくる。

治療者が患者の話を聴いて、「自分も同じような体験をした」と思うとき、それは相手のトラウマのテーマに「共鳴」しているのだと言える。私は「共感」と「共鳴」を区別して用いているが、「共感」と「共鳴」の違いを、ここでは「人間としての共感」と「テーマへの共鳴」と定義しておきたい。相手の現在の感じ方に人間として無条件の肯定的関心を与えることが、人間としての共感である。一方、「トラウマ体験」というテーマに共鳴してしまうと、それは必ず本人の現実との間にずれを生じさせる。どれほど似たようなトラウマ体験であっても、同一の体験というものはないからだ。全く同じ場所で同じ体験をしたとしても、受け取る側が多様である以上、その体験も多様である。トラウマ体験は本人の文脈の中に位置づける必要があるということは第四章で述べた通りである。

大切なのは、トラウマ体験を語っている「本人という存在」である。自分が話したトラウマによって相手が動揺することなく、ただその存在を受け入れてもらえた、という体験は貴重である。私は、「人に話を聴いてもらうこと」の本質がそこにあるのだと思っている。人に聴いてもらうということは、その話の細部を理解してもらうことが目的なのではなく、「話している自分」そのものを受け入れてもらうことが大切なのだと思う。したがって、話の細部にいちいち共鳴されたりジャッジメントを下されたりすると、話し手は不快を感じることが多く、自由に話せないような束縛感を覚えることもある。また、「あなたと同じように、私も……」と共鳴した相手が話すとき、そこで語られる「あなた」は自分とは何の関係もないように思われることもある。

そもそも「共鳴」という現象そのものが、「あなたの体験は私の体験と同じ」というジャッジメントの上に成り立っているものである。しかし、それはあくまでもジャッジメントであり、「私」の主観的体験に他ならない。「同じ」と言われた側にとっては、全く違うかもしれない。「共鳴」してしまうと、そのずれを一方的に押しつけることになってしまう。

治療者自身がトラウマ体験者である場合、「共鳴」の結果として自らのトラウマが再燃してしまうこともある。すると、患者の現在にとどまることが難しくなる。つまり、治療者としての能力に制限ができてしまうということになる。これがひどくなると、患者は治療者にとってトラウマ刺激そのものになってしまい、患者への苦手意識すら生まれるかもしれない。

このような状況下では、患者へのジャッジメントを手放してプロセスを尊重しようなどと余裕のある気持ちになることは難しく、本書で述べているような治療者の姿勢を維持することができなくなる。また、そんな治療者のことを患者は「重い」と感じたり、「わかってくれない」「自分の意見を押しつけてくる」と思ったりする。治療者自身にトラウマがあって共鳴しているということを知れば、治療者に気を遣うようになってしまうだろう。治療者に気を遣わなければならないようでは、患者にとって安全な環境にならないのは言うまでもない。

治療者が「共鳴」してしまうと、自らのプロセスに患者のプロセスを合わせようとしてしまうこともある。「ゆるし」については次章で述べるが、たとえば自分が「ゆるし」を意識し始めているときには、患者もゆるせれば楽になるのではないかと思ってしまったりする。あるいは、自分が「トラウマ体験者の社会的使命は闘いだ」と思っているときには、患者にも闘うことを要求してしまうこともある。トラウマ体験者それぞれのプロセスは異なり、ある人が「ゆるし」を考えているときに別の人は「闘い」に熱中しているものだが、自らのトラウマに無自覚でいると、それが単に自分のプロセスを反映した物の見方だということがわからず、あたかも真実のように思ってしまいがちになる。

「共鳴」してしまうと、燃え尽きも起こりやすくなる。「燃え尽き」はトラウマを抱える治療者に特有のものではないが、自らのトラウマに無自覚でいると、境界設定をすることが難しくなる。どこまでが「治療者としてすべきこと」なのか、わからなくなってしまうのだ。

「もっとやってあげなければ」と思うとき、それが自らのトラウマ症状の結果として起こっている可能性もある。自分のトラウマが再燃しており、自己への信頼感が揺らいでいるので、「もっとやってあげなければ、自分は価値がない人間になってしまう」と思っているのかもしれない。しかし、そこに無自覚でいると、あたかもそれが「治療者としてすべきこと」のように感じられてしまい、「燃え尽き」の悪循環に入ってしまう、ということにもなる。

自らのトラウマに向き合う

以上、自らのトラウマに無自覚な治療者が陥りがちな問題を挙げてきたが、私はトラウマ体験のある人は治療者になれないと言いたいわけではなく、トラウマ患者の治療を通してトラウマ体験を持つ治療者が癒されることはむしろ可能だと思っている。そのための必要条件は、自らのトラウマに向き合うということである。これは、エクスポージャーをすべきだということを言っているわけではない。もちろん、今現在診断可能な病気の状態になっているのであれば、自らの治療を最優先すべきだと思う。しかし、治療対象とならない程度の、社会機能が保たれている状態で、かつ、トラウマ体験者の支援をしたいのであれば、別の意味で自らのトラウマに向き合う必要がある。

それは、トラウマ体験者としての自分に対するジャッジメントを手放すということである。「自分はトラウマ体験者だからよく理解できるはずだ」という思い込みも手放し、「自分はトラウマ体験者だから、どこかしら欠けているのではないか」という思い込みも手放すのだ。自分が相手に向き合うという関係性の中では、そして相手の現実の中では、「自分自身のトラウマ体験」は何の関係もない、と考えてみる。よいことでも悪いことでもなく、関係のないことなのだ。

それでは「自分のトラウマ体験を忘れる」ということであり「向き合う」の反対ではないか、と思われるかもしれないが、違う。自分のトラウマ体験を優しく認めた上でなければ、手放すことはできない。否認しているものは手放せないからだ。相手の話を聴いているときに自分が共鳴するのを感じたら、ただそれを「共鳴」と認めて脇に置けばよい。そして再び相手の現在の話に集中し直せばよいだけだ。無自覚でいると「共鳴」にそのまま取り込まれていってしまうし、「共鳴する自分」を責めてしまうとジャッジメントの悪循環に陥っていく。いずれも、相手の現在からは遠ざかってしまうことになる。

こうして自分のトラウマに向き合うことは、結果として自らの癒しにもつながっていく。次章で述べるが、トラウマ体験者としての自分へのジャッジメントをやめるということは、それ自体が自分をゆるす体験となるからだ。

また、相手と「現在」を共有することの効果も大きい。相手の現在に集中するとき、私たちは自分自身に意識をほとんど向けておらず、当然自分自身へのジャッジメントを手放している。こうした体験は、自らのトラウマ体験の渦中においては経験するのが大変難しいことである。自分が苦しいときには人を助ければ楽になる、というのは、本来はそういうことなのだと思う。

「人を助ける」ということについてはよく誤解されていて、「相手を助けることで自己価値が上がる」という構図でとらえられていることも多い。すると、「かわいそうな相手」対「かわいそうな人を懸命に助ける健気な自分」という関係性になってしまい、自己価値を上げるためには、相手にどんどん「かわいそうな存在」になってもらわなければならない、ということになってしまう。これは本書の趣旨と全く反対のことで、ジャッジメントに縛られて自分も相手も苦しみの悪循環に陥っていくことになる。

前章で述べたように、自分にとっても相手にとってもジャッジメントを手放すことこそが癒しになる。「人を助ける」というのはそれを促進するための一つの形にすぎないのだと思う。「相手」が主役の場だと思えれば、相手の現実に向き合うことに集中することができ、ジャッジメントを手放しやすいからだ（「かわいそうな相手」とジャッジメントを下しているときには、相手ではなく自分が主役になってしまっている）。そういう意味で、トラウマ治療に関わることは自らの癒しの機会にすることもできると私は思っている。

治療者の価値観の位置づけ

トラウマ体験者に関わる以上、どうしても自らの価値観と向き合わなければならないことがある。ジャッジメントは「異物」を消化しようとする試みであるが、「異物」感を決めるのは自分の価値観でもある。ジャッジメントを手放すときには、自らの価値観を手放す（脇に置く）必要もあり、それ自体が大変な作業だという人もいるだろう。また、その「異物」感が「燃え尽き」につながることもある。同じくトラウマ体験者と関わるのでも、自分の価値観とあまりにも異なる人に寄り添い続けることを「難しい」「疲れる」と感じることは珍しくないだろう。相手を傷つけないように、あるいは治療者としての責任感から、相手の価値観と合わせている「ふり」はできても、内心ではジャッジメントを繰り返しているのでは、本当に疲れ果ててしまう。

価値観のテーマは差別問題など社会正義であるかもしれないし、性的なことかもしれない。いずれにしても「一人の人間としての自分の感じ方」が色濃く出る領域である。その価値観を大切にすることこそが自分の人生だと思っている人もいるだろう。もちろん、治療者だからと言って、自らの価値観を曲げる必要はないし、患者の価値観に合わせる必要もない。

患者の価値観への違和感は、患者の文脈を理解することでかなりの程度解消することができるだろう。価値観というのは文脈の中で作られてくるものであり、「この人はなぜそんな考え方をするのだろうか」というヒントはどこかで見つかるものだ。必要なのは「文脈の理解」であり「価値観への合意」ではない。

また、トラウマからの回復の「プロセス性」をよく認識しておくことも役に立つだろう。ある時点で「その人の価値観」に見えるものが、時の経過の中で変わってくる、ということは頻繁に起こる。たとえば、性被害にあった人は、その後、性的逸脱や売春の時期を通ることもある。これは「自分に起こったことは何だったのだろうか」ということを知るために、あるいは、見失ってしまった自分の性的アイデンティティを見つけるために、必要なプロセスなのかもしれない。そんな時期の本人は、「自分の身体を売って何が悪い！」と胸を張っているかもしれないが、だからと言ってそれがその人の価値観だというわけでもない。

ある時期にとても無礼な感じになる人もいる。あらゆる権威に反抗し、挑発的なことをわざわざ言ったりする。それも、「反権力」が必ずしもその人の価値観だというわけでもなく、そうやって社会の安全性を調べているのかもしれない。そのような態度は、時の経過の中でまた変わってくることも多い。

「それまで持ち続けていた信念の喪失」は重要な対人トラウマ症状である。したがって、ある時期に、治療者が眉をひそめるような「価値観」を示している患者だとしても、それが「それまで持ち続けてきた信念の喪失」という症状によるものである可能性は高いと考えることもできる。症状なのだとしたら治療者自身の価値観との整合性を問題にすることにはますます意味がないだろう。

前章で確認したが、患者の味方でいるということは、ジャッジメントを手放して患者の現実に向き合うということである。そういう意味では、「患者の価値観に合わせる」ということも、「価値観を合わせてあげなければならない、自分よりも下位の人」というジャッジメントに基づく態度であって、患者に味方することにはならない。それどころか、人間同士の関係として見れば、「価値観を合わせてあげる」というのはかなり失礼なことだと思う。

患者の味方でいるということは、患者の価値観に見えるものに対して「患者の価値観」というジャッジメントを下さないことだとも言える。そして単に「そのときの患者が大切に思っていること」としてアセスメントすれば、「それを大切に思っているという現実がある以上、何かの理由があるのだろう」と考えてみることができる。症状を反映したものかもしれないし、そのときのプロセスに関わるものなのかもしれないが、いずれにせよ患者の文脈の中で理解できるはずのものである。

「形」へのとらわれを手放す

回復のあり方もまた、人それぞれである。たとえば、「はじめに」で述べた私の友人の「回復の形」は、「心配になりました」と書いた治療者の考える「回復の形」とは異なっていたのだろう。だから、「異物」である彼女の「回復の形」を「否認」「防衛」「まだまだ長期的なカウンセリングが必要な、病んだ状態」とジャッジしたのだと思う。

自分を虐待した人との関係性をどうするか、ということも、完全にケースバイケースであり、たとえば子ども虐待の場合に「親子再統合」だけが完全な「回復の形」というわけではないし、「親と絶縁すること」だけがエンパワーメントの完成型だというわけでもない。「形」はそれぞれの人が抱える事情の中で自ずと制約を伴うものであるが、回復には制約がない。逆に、「形」にとらわれることが、回復にとっての制約になることもある。

「絶対にフラッシュバックしなくなること」だけが回復とも言えない。症状は症状である限り、自分で完全にはコントロールできないものだ。したがって、どれほど回復のプロセスが進もうと、症状が残るということはありえる。体調が悪いときなどは特に再発しやすいだろう。そんなときに、「フラッシュバックが起こった＝まだまだ回復していない」などと意味づけてしまうと、回復のプロセスが乱されてしまう。回復のプロセスの中では、症状の位置づけもきちんとしていき、「形」に惑わされないようにする必要がある。

そもそもトラウマからの回復の本質がコントロール感覚の回復である以上、「形」から回復を考えるのは極めて不適切なのだと思う。コントロール感覚があるかどうかを決めるのは本人であり、「形」によってわかるものではないからだ。支援者から見て好ましくない「形」に見えても、本人がコントロール感覚を回復し、自分の足で歩いているという感覚が持てているのであれば、そして、自己・他者・世界への信頼をそれなりに取り戻せているのであれば、それは「回復」と呼んでよいのだと思う。

「形」について考えていくと、いろいろなことに思い当たる。たとえば、「燃え尽き」の一つの要因として、「目標設定が高すぎる」というものが挙げられることがあるが、それも「形」の話なのだろう。「目標設定」というのは、どうしても「形」を伴う。トラウマからの回復において大切なのはプロセスを歩むことであり、プロセスというものは、「目標設定」などには馴染まない。プロセスに目標設定をするということは、プロセスに「十分」「不十分」「適切」「不適切」などのジャッジメントを下しているということに他ならないし、プロセスに方向付けをしていることそのものである。プロセスは、本人の納得がいく形で、本人のペースで進められることにこそ意味があるものだ。

こうして考えてみると、問題は「目標設定が高すぎる」ということではなく、「目標設定をしている」ということにこそあるのではないだろうか。もちろん、暴力の渦中にいる人を安全に隔離するということであれば、綿密な目標設定をする必要がある。しかしそれは「安全に隔離するため」の目標設定であり、回復のプロセスにおける目標設定ではない。トラウマ体験者の支援においては、目標設定をすることそのものがジャッジメントにつながり、脱落や「燃え尽き」につながっていくのではないかと思う。

なお、以上に述べたことは、トラウマ関連の病気に対して対人関係療法や認知行動療法など期間限定の治療を行うときの治療目標の話とは異なる。病気の治療と回復のプロセスの関係は78ページで述べたが、治療はプロセスそのものに干渉するものではなく、プロセスを妨げているものを除去する役割を果たす。その際には、患者を変えようとせずに、ただ「どの領域で変化を起こすと効果的か」という枠組みを明確にして維持することが必要だということを82ページで述べた。したがって、より効果的に治療を進めるための「枠組み」としての治療目標はもちろん重要なものであり、プロセスに目標設定をしないという話とは本質的に異なる。

トラウマと社会正義

トラウマ体験者に関わる限り、社会正義というテーマと無縁でいることはできない。トラウマ体験者に対して行われた暴力や虐待を、「あってはならないこと」と感じ、そんな社会を変えたいと思うこともあるだろう。治療者や支援者の中には、差別撤廃や暴力撲滅のための社会活動をしている人も少なくないと思う。

当然の大前提として、トラウマ体験者個人の支援と、社会正義のための活動は、明確に区別すべきである。トラウマからの回復のプロセスには紆余曲折があって、必ずしも「社会的に望ましいこと」と常に一致しているわけではないからである。確かにある時期には「暴力撲滅！」ということが本人にとっても中心的なテーマになるかもしれないが、別の時期にはまた別のことがテーマになったり、何がテーマなのかすっかりわからなくなってしまったりするものだ。本人の現実に向き合うためには、社会活動とは一線を画す必要がある。少なくとも、「治療者」の立場にある人は、自らが携わっている社会活動に患者を誘うべきではないと思う。

また、活動そのものに誘わなくても、活動のテーマと個人の支援を混同してしまうと同じことになる。たとえば、トラウマ体験者が「やっぱり私は無力な女だから……」などと話したときに、「女性が無力などということはない。そう思わされてきただけだ」などと社会的な文脈を力説してしまうと、それがどれほど正しいことであっても、トラウマ体験者は混乱してしまう。トラウマ体験者は遭難状態にあり、自己への信頼を見失っているため、混乱すると自分を責めがちである。支援者が言うことに対して抱いた違和感に対して、「支援者のように考えられない自分はだめな人間だ」と思ってしまうことが多いだろう。

同じテーマのことでも、待合室に本が置いてあるという状況であれば、また意味合いが違ってくる。トラウマ体験者はもちろん影響を受けるだろうが、本の最大の長所は「本人が読まなければ読まなくてすむ」ということだ。ずっと気になっていた本を、あるとき読んでみた、そうしたらそのときの自分にぴったりの内容だった、などという話をよく聞くが、「あるとき読んでみた」という任意性がこの種の話の一番のポイントだと思う。「やっぱり私は無力な女だから……」と言ったときにすかさず「女性が無力などということはない。そう思わされてきただけだ」と言われるのとは本人にとっての意味が全く違う。

それでは、トラウマ体験者の支援という文脈では社会正義に貢献することが全くできないのか、と言うと、もちろんそんなことはないと思う。社会正義のテーマである差別や偏見は、明らかなジャッジメントであり、「ジャッジメントの手放し」をテーマにした本書の内容は間違いなく社会正義につながるものだ。また、ジャッジメントに潜む暴力性に敏感でいられる人は、目に見える暴力を減じる力も持つことができるだろう。

人権を守るための活動が人権侵害的になったり、平和を守るための活動が暴力的になったり、などという残念な例もあちこちに見られているが、私たちは何をするにもその「姿勢」がテーマに合っているかどうかに注意を払う必要があると思う。そして、社会正義というテーマであれば、その「姿勢」からもジャッジメントを手放していく必要があるのではないかと私は考えている。まずは自分自身のジャッジメントに向き合い、手放していくという努力は、結果として社会から差別や暴力をなくすことにつながっていくのだと私は信じている。

第八章
「トラウマ体験」という現実に向き合う

——ゆるすということ

トラウマと「ゆるし」

「ゆるし」という言葉は、トラウマ体験者の周辺に、何とも言えない存在感を持って伝統的に常駐しているものだと言える。対人トラウマを持つ人の多くが、「ゆるし」というテーマを何らかの形で考えたことがあるだろう。「何らかの形」とは、もちろん、「絶対にゆるせない」というものから始まり、「ゆるせれば楽になるのに」「未だにゆるせない私は人間が小さいのではないか」「ゆるしたりしたら自分は生きていく指針を見失ってしまうだろう」「〇〇のために、決してゆるしてはならない」など、いろいろな形で自覚されるのが、「ゆるし」という言葉である。

さまざまな「ゆるし」の使用例の中でも、私が聞いたことのある中で最悪だと思ったのは、性的トラウマ体験を伝えた女性患者に対して「相手をゆるしなさい。ゆるさないとあなたは楽にならない」と言い放ったという男性精神科医だ。この女性患者のトラウマ症状はもちろん悪化し、それ以来その精神科医のもとを訪れていないそうだ。その男性精神科医がどこかで脚光を浴びたなどという話を聞くと、ゆるせない思いでいっぱいになり、何かのスキャンダルで失脚すればよいのに、とすら思うそうだ。彼女が別の形で再び治療を求めるまでには、長い時間が必要だった。そしてその間、彼女は自傷行為を繰り返していた。

この精神科医の例はもちろん論評に値しないほど最悪なのだが、「ゆるし」が置かれている微妙な立ち位置を示すものでもあるので、少し考えてみたい。

まず、「ゆるし」という言葉の意味である。その女性患者は、「相手をゆるしなさい」と言われたとき、「相手の行為を大目に見てやりなさい」という意味に受け取った。つまり、そんなことにいつまでもこだわっている自分が否定されたと感じたのだ。そして、「ゆるさないとあなたは楽にならない」という言葉からは、自分が苦しんでいるのは、どうでもよいことにいつまでも自分がこだわっているからだ、と思った。要は自業自得ということだ。

この感じ方は、もちろん、トラウマからの回復のプロセスに完全に逆行するものである。実際に彼女にとって、その精神科医の言葉は新たなトラウマ体験となって、PTSD症状は悪化した。

対象喪失としてのトラウマ体験

ここで改めてトラウマ後のプロセスを振り返ってみたい。トラウマ体験を一つの喪失体験（「トラウマを体験していなかった、それまでの自分」の喪失）と考えれば、対象喪失後の「悲哀のプロセス（喪の仕事、悲嘆とも呼ばれる）」を当てはめることができる。

対象喪失後、最初は「否認」の時期があり、その次に「絶望」の時期（絶望だけでなく、罪悪感や怒り、後悔など、さまざまな感情が強く出る時期）があり、その時期を十分に体験すると、「脱愛着」の時期が来て、新たな対象に心を開けるようになる。トラウマ体験の場合も、「否認」→「絶望」→「脱愛着」という進み方は基本的に同じである。もちろん、それらの時期は明確に区別されるわけではなく、たとえば「脱愛着」の時期は、「絶望」の時期がある程度進んだところから、ちらほらと見えてくる感じで始まるものである。もちろん、そこにも「行きつ戻りつ」のプロセスはある。

トラウマ体験後の「絶望」の時期には「自分は絶対に立ち直れない」「相手を絶対にゆるせない」と感じるものだ。この時期には自分の「被害者性」を強く意識することになる。その時期をある程度続け、被害者性を十分に味わうと、「脱愛着」の時期に入り、トラウマ体験との距離が生まれてくる。被害者としての自分の立ち位置が微妙に変わってきて、「被害者でい続けること」への違和感が生じ始め、「ゆるし」が視野に入ってくることが多い。

ここからわかることは、トラウマ体験からの回復のプロセスでは、常に相手は「自分」だということだ。失った「自分」を嘆き、「自分」の将来に絶望し、そして、新たな「自分」を迎え入れる、という道をたどるということである。相手は「加害者」ではないのだ。これは本書で述べてきたことと一致しており、トラウマからの回復のテーマがコントロール感覚の回復である以上、「加害者をどうするか」というのは、メインテーマにはなりえない。

もちろん加害者のことを考えてもかまわないし、加害者の行為をゆるしてもかまわないのだが、それはあくまでも自分のコントロール感覚の回復の中に位置づけられるべきものである。「自分はもう大丈夫だ」と信頼できたときに、加害者の文脈に目を向けて、その行為を理解する気になる、ということもあるかもしれない。もちろん相手の行為が理解できた方がコントロール感覚の回復にはプラスだろう。「なぜそんなことが起こるのか」というルールがわかった方が、自己・他者・世界への信頼は取り戻しやすいからだ。しかしそれは本当に「全体の中の一部」であり、「結果として生じうること」であって、決して回復のための必要条件などではない。

これらのことを考えると、くだんの精神科医の言葉は三重の意味で不適切である。

一つは、「ゆるし」に言及した時期である。「ゆるし」は、「脱愛着」の時期に適した言葉であり、それ以外の時期にはかえって本人を混乱させることになる。トラウマの強度が強ければ、それだけ「絶望」の時期は長く深くなるだろうから、「ゆるし」が視野に入るのもかなり先になるだろう。性的トラウマがさまざまなトラウマの中でも特に深刻なものであることは臨床家であれば誰もが知っているべきことで、そんな人がまだ治療に入ったばかりの頃に「ゆるし」に言及するのは極めて暴力的である。

二つ目の問題は、「ゆるし」に「相手」という言葉をつけたことである。前述したように、トラウマ体験は、「それまでの自分」という対象喪失の体験である。そして、「ゆるし」は、被害者性から脱しつつ新たな自分を迎え入れることと関連しており、「相手」は関係のない、内的なプロセスだ。「相手をゆるす」と言った瞬間に、それは「相手の行為を大目に見る」という意味になってしまい、鋭い暴力になってしまう。彼女がまさに感じたように、「ゆるせていない自分」への厳しいジャッジメントそのものとして感じられるからだ。

「ゆるし」という究極の選択

三つ目の問題は、治療者が「ゆるし」に言及したことである。その瞬間に、「ゆるし」が持つ意味がすべて失われてしまうのだと思う。

私は、「ゆるし」とは究極の選択肢の認識なのではないかと思っている。トラウマからの回復のメインテーマはコントロール感覚の回復であるが、コントロール感覚には、「自分で選べる」という主体性も含まれる。選ぶものはさまざまであり、最初はとても小さなものから選び始めることが多い。しかし、最後に、そして究極的に選ぶのが、「自らのトラウマ体験をどう位置づけるか」ということなのだと思う。トラウマ体験をした後の典型的な感じ方は「(自分あるいは相手を)絶対にゆるせない」「自分は永遠に傷ついてしまった」といったものであるが、それにすら、「別の選択肢がある」ということに気づくのは、何事にも代え難いエンパワーメントの体験となるだろう。

「ゆるし」という言葉がわかりにくければ、「被害者役」と考えてもよい。「トラウマ体験をした＝一生被害者役をしなければならない」というキャスティングを、自分自身が人生の「映画監督」になって、キャスティングをし直してよいのである。つまり、被害者役がいやだったらやめてよい、ということだ。

ここで何よりも重要なのは、「自分が」キャスティングをし直す、ということである。くだんの精神科医のように他者が「ゆるしなさい」と言うのでは、何の意味もない。「ゆるし」が究極の選択肢である以上、それは他の選択肢（「薬を飲むかどうか、少し考えてみてください」「エクスポージャーが嫌だったら対人関係療法もありますよ」など）のように、提案して考えてもらう、という形をとるべきではないと思う。トラウマ体験者が自らのプロセスの中でその選択肢に気づいていくべき性質のものであり、「ゆるしたらどうですか」などと提案すると、その意味合いがまるで変わってしまうのだと思う。

自分自身を「ゆるす」ということ

「ゆるし」というのは、トラウマ体験という「異物」の、本当の消化なのではないかと私は考えている。「異物」を消化するための最初の試みはジャッジメントである。トラウマ体験者は、あらゆる方向から、相手に、自分に、体験そのものに、ジャッジメントを下す。「トラウマ体験をした自分」ももちろん「異物」として、ジャッジメントの対象となる。対人トラウマの場合、自分自身へのジャッジメントが最も本質的なものであることが多い。

しかしジャッジメントでは常に消化不良の状態を起こし、それがさまざまな苦しみにつながる。本人は、さらなるジャッジメントによってそれを消化しようとするが、ジャッジメントという手段ではいつまでたっても消化不良のままだし、苦しみは続く。

「ゆるせば楽になるのではないか」と思うのは、そんな頃である。今のやり方には限界があって、別の消化の仕方があるのではないかと思うようになるのだ。それはどういうものかと言うと、「消化しようとして頑張らなくても、大丈夫なのではないか」というものの見方である。

これはトラウマ体験の否認とは違う。157ページで述べたが、トラウマを「傷」として見るのではなく、「役割の変化」として見る、というフォーミュレーションである。トラウマ体験は確かにあった。しかし、自分がそこで決定的に傷ついたわけではなく、ただ乗り越えるのが大変な変化だった、という見方である。

これが、トラウマからの回復の本質である、「自分をゆるす」ということなのだと思う。トラウマ体験者は、「ゆるせない」と思うとき、自分の傷を再びえぐっている。トラウマに関連したネガティブな記憶がネガティブな感情と共によみがえる。つまり、ゆるさないでいることとは、自分を傷つけることを繰り返し、「被害者」という立場に自分を縛り続け、自由を奪い続けることである。そして、「自分をゆるす」ということは、自分を傷つけることをやめ、被害者役から自分を解放することなのだと思う。

トラウマ体験をすると、そこから時間が止まってしまったように思うことが多い。もちろん実際の時計は進んでいるのだが、自分自身は遭難したまま立ちすくんでいるように思うのだ。しかし、実は自分は立ちすくんでいたわけではなく、一歩一歩プロセスを前進してきたのだ、と知ることは、自分の力を感じることになる。

トラウマからの回復のプロセスを進んだ人は、ある時点で、自分の人生の「まとまり」「つながり」を感じることも少なくない。その場しのぎにやってきたようなことが、あるいは意味もなく起こっていたように見えた断片的な出来事が、実はまとまっていたことに気づくのだ。バラバラに見えた現象にテーマがあることに気づいたり、そこに「大きな目的」すらあったことに気づいたりする。これは、コントロール感覚の回復であり、自己統合感の回復にもつながる話である。もちろん、この「まとまり感」にも揺らぎがあって、トラウマを刺激するようなことが起こるとまたバラバラ状態に戻ってしまったりするのだが、生活の中に時々でも「まとまり感」が出てくるという体験は、最悪の遭難状態だったときとは全く違う。

そのような中で起こる「ゆるし」とは、「トラウマ体験者としての自分へのジャッジメントをやめる」ということだと思う。とても適応が大変な変化ではあったけれども、自分自身に傷がついたわけではなく、自分は大変な変化を乗り越えながらもプロセスを前進している存在なのであり、そこにジャッジメントを下すことには何の意味もない、と心から知ることが、「ゆるし」ということなのだと思う。

そして、その「ゆるし」のプロセスを共に歩む支援者は、同じ前提――トラウマ体験者は、とても適応が大変な変化を経験したけれども、本人自身に傷がついたわけではなく、本人は大変な変化を乗り越えながらもプロセスを前進している存在であり、そこにジャッジメントを下すことには何の意味もない――を共有していることが、安定した大地を提供することになるだろう。本書で述べたことのすべてが、そこに集約されるのだと思う。

文献

(1) 水島広子『摂食障害の不安に向き合う――対人関係療法によるアプローチ』岩崎学術出版社、二〇一〇

(2) Weissman, M.M., Markowitz, J.C., Klerman, G.L.: Comprehensive Guide to Interpersonal Psychotherapy.New York: Basic Books; 2000.（水島広子訳『対人関係療法総合ガイド』岩崎学術出版社、二〇〇九）

(3) Weissman, M.M., Markowitz, J.C., Klerman, G.L.: Clinician's Quick Guide to Interpersonal Psychotherapy. New York: Oxford University Press; 2007.（水島広子訳『臨床家のための対人関係療法クイックガイド』創元社、二〇〇八）

(4) Brewin, C.R., Andrews, B.,Valentine, J.D.: Meta-analysis of risk factors for posttraumatic stress disorder in trauma-exposed adults. J. Consult.Clin. Psychol. 2000 Oct; 68(5): 748-66.

(5) 水島広子『臨床家のための対人関係療法入門ガイド』創元社、二〇〇九

(6) Bleiberg, K.L., Markowitz, J.C.: A pilot study of interpersonal psychotherapy for posttraumatic stress disorder. Am. J. Psychiatry. 2005 Jan; 162(1): 181-3.

(7) Krupnick, J.L., Green, B.L., Stockton,P., Miranda, J., Krause, E., Mete, M.: Group interpersonal psychotherapy for low-income women with posttraumatic stress disorder. Psychother. Res. 2008 Sep; 18(5): 497-507.

(8) 水島広子『対人関係療法でなおすトラウマ・PTSD』創元社、二〇一一

(9) Kessler, R. C., Sonnega, A., Bromet, E., Hughes, M., Nelson, C.B.: Posttraumatic stress disorder in the National Comorbidity Survey. Arch.Gen. Psychiatry. 1995 Dec; 52(12): 1048-60.

(10) Markowitz, J. C., Milrod, B., Bleiberg, K., Marshall, R.D.: Interpersonal factors in understanding and treating posttraumatic stress disorder. J. Psychiatr.Pract. 2009 Mar; 15(2): 133-40.

(11) Cloitre, M., Koenen, K. C., Cohen, L. R., Han, H.: Skills training in affective and interpersonal regulation followed by exposure: A phase-based treatment for PTSD related to childhood abuse. J.Consult.Clin.Psychol. 2002 Oct; 70(5): 1067-74.

(12) Herman, J. L.: Trauma and Recovery. New york: Basic Books; 1992.（中井久夫訳『心的外傷と回復』みすず書房、一九九六）

(13) American Psychiatric Association: Diagnostic and Statistical Manual of Mental Disorders, 5th Edition: DSM-5. Washington, D. C.; 2013.（日本精神神経学会監修、高橋三郎・大野裕監訳、染矢俊幸・神庭重信・尾崎紀夫・三村將・村井俊哉訳『DSM-5 精神疾患の診断・統計マニュアル』医学書院、二〇一四）

(14) Herman, J. L, van der Kolk, B.A.: Traumatic antecedents of borderline personality disorder. In: van der Kolk, B. A. (Ed.).: Psychological Trauma. Washington, D. C.: American Psychiatric Press; 1987, p.111-26.

(15) Practice guideline for the treatment of patients with borderline personality disorder. American Psychiatric Association. Am. J. Psychiatry. 2001 Oct; 158(10 Suppl): 1-52.

あとがき

「トラウマ治療」は、日本の臨床の中では未だにかなり特殊な位置づけになっているように思う。トラウマについてよく知らない、あるいは苦手意識を持っている臨床家は少なくない。そのような臨床家は、トラウマは特殊な病態であり、詳しい専門家だけが診ればよいと思っていることが多い。このような認識の背景には、もちろん、トラウマについて学ぶ機会が今まで少なかったという事情がある。PTSDが初めて独立した疾病として紹介されたのが一九八〇年のDSM-Ⅲであり、日本で広く知られるようになったのは一九九五年の阪神淡路大震災である。治療ガイドラインが刊行されたのは二〇〇〇年（日本語の訳書は二〇〇五年）であり、つい最近のことである。まだまだ断片的な知識しか持っていない人が多く、それも、震災や地下鉄サリン事件など未曾有の災害や事件を通して知られるようになったため、「特殊なものであり、一般臨床とはあまり関係がない」と思っている臨床家がいても不思議はない。

しかし実際には、まだ発見されていないものを含めて、トラウマ体験をしている患者は案外多いものであり、今の社会情勢を考えれば、おそらく今後もっと増えるだろうと考えられる。また、ＰＴＳＤを発症するほどのトラウマ体験でなくても、本人の自己感や世界観に「トラウマ的な」体験の積み重ねが反映されていると思うケースはとても多い。そのような患者まで含めれば、トラウマについて理解し自らの臨床姿勢を定めておくということは、現代の臨床家にとってはむしろ必須とも言えることなのではないかと思う。私自身は、ＰＴＳＤだけでなく、気分障害、摂食障害、不安障害、パーソナリティ障害などを幅広く診る立場にあるが、トラウマという視点を持っていることは計り知れないプラスになっていると感じている。

また、トラウマに向き合う治療姿勢を考えるということは、実は、治療とは何かということを考えることにつながる。本書で繰り返し述べている「治療者は病気の専門家ではあるが、人間の専門家ではない」という認識がトラウマ治療においてどれほど役に立つかということは本書でご理解いただけると思うが、それは他の領域についても言えることだと思う。本書で述べていることが、トラウマ治療のみならず、治療全般に役立つことを期待している。

最後になりますが、トラウマについていつも多くを教えてくださっている米国カリフォルニア州認定危機介入カウンセラーの谷裕子さんに心から感謝いたします。本書の執筆中にも、友人としていろいろと支えていただきました。PTSDへの対人関係療法の適用について情報提供や意見交換をしてくださっているコロンビア大学のジョン・C・マーコウィッツ教授にも感謝申し上げます。また、今回も限りなく自由な執筆を励ましてくださり、編集にご尽力くださった岩崎学術出版社の長谷川純さんに心から感謝いたします。そして、未熟な私にトラウマの現実を教えてくださった多くの患者さんに心から感謝いたします。なお、本書の症例は、複数例を組み合わせて個人が特定できない形にしてあります。

文庫版　あとがき

本書を単行本として刊行したのは二〇一〇年一二月で、それから五年がたった。執筆中からこの本は私にとって「特別な本」だった。わずか一週間程度で、言葉が堰を切ったように頭に浮かんできて書き上げることができた。刊行されたときは、「この本が書けたのだからもう死んでもよい」と思ったくらいに、思い入れの深い本である。

なぜ本書にそれほど深い愛着を持つのかということを自分なりに考察してみると、本書が「全てを語っている」ように思うからである。

私は常に精神医療の領域だけでなく社会全体を見ているつもりだが、トラウマがさまざまな社会問題の背景にあるということはそれなりに知られている。

「加害者」の立場にある人たちがもともとは被害者であることが多いという事実は、いじめ現場や刑務所内の経験などからも共有されている。

本書にも書いたが、トラウマ症状を持つ人たちにとって、自分を脅かす脅威を全力で排除しようとすることはむしろ「正当防衛」であり、そこに加害者としての贖罪意識を持つのは難しい。

自分が犯してしまったことに向き合えるのは、自らの被害者性が癒されてからである。修復的司法の背景にもこの認識がある。加害者の被害者性に注目し、人と人とのつながりの中でコミュニティの癒しを実現していこうとするのが修復的司法である。罪を犯した人を単に「悪者」と裁いて罰を与えても再犯防止につながらないということから注目されている。

裁判員制度も始まった今、社会全体にもっとトラウマについての知識が広がってほしい。特にトラウマ症状の特徴についてよく知っておかないと、症状に振り回されて話の本質が見えにくくなるからだ。単に「生育環境が悪いから悪い人になった」というレベルを超えて、その人の不適切な言動のどれがトラウマ症状として説明できるかを注意深く見るところからその人についての理解が始まるのだと思う。

さて、私が最近つくづく考えるのは、もっと日常的なレベルの話である。特に近年、社会が「ジャッジメント（主観的評価）」にみなぎっているように感じるのは私だけだろうか。本書にも書いたが、ジャッジメントの押しつけはそれ自体が暴力であり、ジャッジメントを下すたびに社会に暴力のエネルギーを供給することになる。

トラウマとジャッジメントとは、切っても切り離せない関係にある。ジャッジメントはトラウマを産み、トラウマがあると自己防衛のためにジャッジメントを下すようになる。一方、完全にトラウマフリーであれば（そんな人がいるとも思えないが）、自己防衛という発想そのものがないため、ありのままの現実をジャッジすることなく受け入れるだろう。

社会にこれだけジャッジメントが横行しているということは、それだけ傷ついている人が多いということだと思う。また、昨今の社会に多く見られる、人目を気にしたり、「空気」を読んだり、という姿勢も批判を怖れてのことであり、トラウマを反映したものだと言える。したがって、今は社会全体に「トラウマの癒し」という視点を適用する必要があるように思う。それはどういうことかと言うと、いかにトラウマ症状による干渉を受けずに（つまり相手のトラウマを刺激せずに）人間同士のつながりを深めていくかということだ。その際のポイントになるのは、やはりジャッジメントの手放しということになる。相手についてとやかく言ったり、「正論」をぶつけたりするのではなく、「自分」の事情や気持ちを語っていくということだ。「正論」は、「自分こそが正しい」というジャッジメントに基づくものであり、正論をぶつけることそのものが相手への攻撃となってしまう。このような考え方は社会で何らかの実質的な変化を起こしたければ絶対に必要なものだ。たとえば社会変革を起こそうとする際には、必ず抵抗が起こる。それは、変化が「脅威」と感じられるからだ。

実際に「脅威」扱いする人もいれば「検討する価値なし」と無視する人もいるが、後者の場合は、単に否認や回避を反映したものだと言える。それに対して「正論」に基づく怒りをぶつけると、ますます「脅威」度が上がるだけだ。ところがそこで相手の言い分に耳を傾けて最も効果的なアプローチをさぐるということがなかなかできないのは、社会変革を唱える側にも自らのトラウマを反映した怒りがあることが多いからだ。そして、それぞれのトラウマに基づく「正論」や怒りをぶつけ合い、「人権感覚の欠如」「外国かぶれ」などのジャッジメントの応酬が繰り広げられるが、その結果として社会に実質的な変化が起こることはない。もちろん「世間体」もあるので、とりあえず形式的には前進することもあるが、そこで封じ込まれたトラウマのエネルギーは、結局後になって「揺り戻し（バックラッシュ）」という形でよみがえってくる。

私はアティテューディナル・ヒーリング（AH）というボランティア活動をしていることもあり、「怖れ」について考えることが多い。AHで言う「怖れ」とは、「あたたかいこころ」以外の全てを言い、怒り、罪悪感、「べき」思考、完璧主義、被害者意識、過干渉、評価を下す姿勢などさまざまな形をとる。実は、「怖れ」こそがトラウマ的な姿勢なのではないかと私は思っている。トラウマがあると、他者を「自分に何を及ぼす人か」という観点から見るものだし、自分自身が損なわれているという感覚は罪悪感や完璧主義、過干渉などにもつながるからだ。

一方、トラウマフリーでいれば、自分は今のままで満たされていると感じるし、自分を防衛する必要もないため、他者についても評価を下さずにただありのままを受け入れることができるはずだ。

本書にも書いたが、トラウマからの回復過程でエンパワーされてくると、「自分は傷ついたわけではない」という感覚が生じてくる。大変な変化を乗り越えなければならなかったけれども、自分自身の本質は何ら傷ついたわけではない、ということだ。このレベルの癒しが社会に広がれば、「怖れ」による「社会の目詰まり」が解消されて、より多様な価値観が認められるようになるだろう。また、被害者意識から脱することで社会への参加意識も変わってくるはずだ。それこそが民主主義を支えるのだと私は考えている。

本書はいろいろな人から「毎晩寝る前に読んでいます」などというフィードバックをいただいている。トラウマで通院している人でなくても、本書の何かが役に立つのだろう。今回、創元社の渡辺明美さんの深い理解に基づいて、とても効率的な作業で文庫化していただいたこと、それによっていっそう普及するであろうことを、心から感謝しています。

新装版　あとがき

本書が岩崎学術出版社より単行本として刊行されたのは二〇一〇年一二月、さらなる普及を目指して創元社から文庫化されたのが二〇一五年一一月。意図された通り、本書はより多くの方に読まれ、二〇一九年には増刷され、より多くの方の目に触れるようになった。

すでにここまでの「あとがき」で書いてきたように、本書は私にとって特別な本であり、その位置づけは刊行から一〇年以上たった今も変わらない。むしろ、より多くの方から「特別な本」と言われることにより、その感覚は強化しているのが事実である。

このたび新装版となり、ますますの普及が望まれる中、「新装版へのあとがき」を書くようにと言われて、最初は困った。言いたいことはすでに書き尽くしたと思っていたからだ。

それは一面の真実なのであるが、同時に、このタイミングで、付け加えておきたいと思うのが、「コロナ禍」である。本書を手に取られる方が、どんな時期におられるのかはわからない。が、少なくとも、私がこの「あとがき」を書いているのは二〇二一年一月、まさに新型コロナウイルス感染症が、この先どうなるかわからない状態で、広がり続けている、という時期である。

この時代に生きている多くの人が知っているように、私たちの多くはピリピリと怒りっぽくなっている。マスク着用の同調圧力の中、マスクをしない人への批判も強まっている。

これらは単なる社会現象ではなく、「覚醒亢進症状」という、トラウマ症状の一環として考えると、大変わかりやすい。いつになったら気楽にしてよいのかわからない、コントロールの効かない現状。そして、著名人が新型コロナウイルス感染症によって突然亡くなる（もちろん、身近な人が亡くなる場合はさらに、だが）という衝撃。これらはトラウマ症状を引き起こす可能性が十分にある社会状態だ。

そんな中、「自粛をしていない（ように見える）」人は、当然脅威と感じられるだろう。「脅威」に対して、覚醒亢進する。結果として社会全体がピリピリとしているように感じる人は、少数ではないと思う。

こんな社会を、「べき」「べきでない」と断じることの不毛さ、危険さを、本書から読み取っていただけると幸いである。また、ウイルスがどうなるにせよ、人間として心の安定を保ち幸せに生きていく指針を見出していただければ幸いである。新型コロナウイルスの今後がどうなるにせよ、私たちが今までの幾多のトラウマ体験から学んできたことを、精神的健康、理性的判断のために役立てたいと心から私は願っている。

そんな意味もあり、この時期に本書が新装版として改めて世に出されることを、ありがたく思っている。

最後になりますが、文庫版、新装版と一貫して本書が「途切れないように」支えてくださった創元社の渡辺明美さんに心から感謝しております。

解説　対人関係療法（ＩＰＴ）と水島広子さんとトラウマ治療と

日本トラウマティック・ストレス学会元会長、精神科医　岩井圭司

著者の水島広子さん（親しみをこめて敢えて〝さん〟付けにさせていただく）はわが国における対人関係療法（interpersonal psychotherapy: IPT）の第一人者である。本書は、対人関係療法の立場から書かれたトラウマ治療論であり、トラウマからの回復論である。

ＩＰＴは、米国の精神科医クラーマン（Gerald Klerman）を中心とする人たちによって一九六〇年代末から開発された。水島さんはＩＰＴの正統派の使い手であるが、本書にはそれにとどまらない、水島さんの臨床家としての実践的叡智が散りばめられている。

水島さん独自の叡智については、読者各自に本文中でじっくり味わっていただくことにして、ここではＩＰＴと今日のトラウマ治療におけるその位置づけについて解説を加えておきたいと思う。

ＩＰＴは、患者の自己コントロール感の回復を目的に行われる、期間限定（通常一二～一六週）の精神療法（心理療法）である。治療は、人の精神健康上の問題は対人関係と密接な関係があるという考えに基づいて、コミュニケーションのパターン、とくに「重要な他者（自分の情緒に最も大きな影響を与える人）」との「現在の関係」に焦点を当てて行われる。対人関係の問題領域には「悲哀（喪失）」「対人関係上の役割をめぐる不和」「役割の変化」「対人関係の欠如」の四つがあるとされ、それぞれのケースごとに該当する問題領域に応じた治療が行われる。

ＩＰＴは広義の力動的精神療法の一つであり、その起源を遠くフロイトの精神分析学に求めることができるが、精神分析療法の本流が人生早期の母子関係を重視し、無意識へのアプローチを中心に治療を展開するのに対し、ＩＰＴではもっぱら〝今〟〝表〟に現れている対人関係を扱う。ＩＰＴは、アメリカ精神医学会の治療ガイドラインでもうつ病に対する有効な治療法として位置づけられるなど、認知行動療法と双璧をなす短期精神療法として知られている。また、摂食障害にも長期的な効果を及ぼすことが確かめられている。

最初に精神疾患を対人関係の病であると定式化したのはサリヴァン（Harry Stack Sullivan;

1892-1949）であった。彼は、フロイトとその精神分析学が第一義的であるとして重視した性欲あるいは本能よりも、個人における対人関係の形成過程とその歪みを重視し、主に統合失調症の治療においてめざましい成果を上げた。サリヴァンは、同時代の精神分析家の中で社会・文化的要因と個人の社会的性格の形成を重視したホーナイ、フロム、フロム＝ライヒマン、クララ・トンプソンらと共に「新フロイト派」とか「フロイト左派」などと呼ばれた。

このサリヴァンの対人関係学説を再発見し、うつ病に対するエビデンスのある精神療法として定式化、構造化したのが前出のクラーマンらであったというわけである。

ここで私的な事情と感慨を述べることをお赦しいただきたい。私は神戸大学精神科において、サリヴァンのわが国への紹介における最大の功労者である中井久夫教授（現・名誉教授）の薫陶を受け、中井先生の指導のもとにサリヴァンの翻訳の一部を（ほんの一部であるが）担当した者である。また、私の亡岳父阪本健二がサリヴァンのわが国への初期の紹介者の一人であったこともあり、私は水島さんによる対人関係療法の実践と普及活動には早くから注目していた。

本書の親本が出版された二〇一〇年には、中井先生がすぐに高い評価を寄せられた。やや興奮した筆致で、「これからはこれだ！」と書いた手紙を私に送ってこられたことを、つい昨日のことのように思い出す。対人関係療法を学びたい、という私の気持ちはいやが上にも高まったが、私を取り巻く些事多忙となによりも私自身の生来の怠惰のために、なかなかそれが果たせないままでいた。と、そこに東日本大震災が起こり、はからずも私は、被災学校教員向けのメンタルヘルス・ガイドを水島さんと共同監修することになった。幸いにもこの冊子は好評をもって迎えられ（今日ほとんど入手不可能なのが残念である）、このことが怠惰で臆病な私の背中を押して、ようやく二〇一二年の春になって私は、水島さん主宰の対人関係療法勉強会（当時）に参加することになったのである。

そこでお会いした水島先生（以下では、いつものように〝先生〟付けにさせていただく）は、潑剌颯爽として太陽のように明るい水島先生であった。ひょっとしたら読者の中には、二〇〇〇年に当時新人議員であった水島広子衆議院議員が本会議で代表質問に立たれたときの姿をご記憶の方もいらっしゃるにちがいない。明晰なマシンガントーク。あのときの水島先生がそこにいた。

ところが、である。水島先生の実際の治療場面を収めた動画が供覧されると、そこにはまったく別の、あたたかく包み込むようなやさしい間をとりながら患者さんと話す水島先生がいた。どちらも確かに水島先生なのである。私は、声域の広い声楽家の高音部と低音部を連続して聴いたような気がした。ソプラノ歌手でありながらアルトのレパートリーもこなすジェシー・ノーマンかルネ・フレミングのような声楽家の。

本書ではまず、ジャッジメントが、「ある人の主観に基づいて下される評価」として定義される。トラウマをこうむった人は、トラウマによってもたらされた不信に加え、しばしば周囲の人々や治療者のジャッジメントという精神的暴力にさらされ、自己コントロール感覚を喪失してしまう。そうして生じた生活上の変化への適応がうまくいかずに病気につながっている現実を、IPTでは「役割の変化」として定式化し、対人関係に焦点化した治療を行う。トラウマ体験の内容（記憶）にではなく、患者の対人関係に焦点化するのがIPTの大きな特徴である。

そして、「ジャッジメントを手放すこと」をライトモティーフとして、患者と治療者の共同作業が、トラウマという災厄がもたらす不信と暴力を乗り越えていくための道筋が、本書には鮮やかに描かれている。

このようにトラウマ体験を持つ当事者の方に読んでもらうことのできる本で、一般の読者にも訴えかける力を持ち、かつその道の専門家（臨床家、研究者）が読んでも教えられるところが多いという本は、実はそうそうない。浅学寡聞な筆者には、精神医学・臨床心理学関連の書籍では本書以外にかろうじて、斎藤環『社会的ひきこもり――終わらない思春期』（PHP新書、一九九八）一冊を挙げ得るのみである。

終わりに、トラウマ治療におけるIPTの今日的位置づけについてふれておく。

心的外傷後ストレス障害（PTSD）は、トラウマ（心的外傷）を原因として生じる病態の中でも代表的なものであるが、今日このPTSDに対する治療法として最も有効性が高い治療法であるとされているのが、持続エクスポージャー療法（PE）である。しかし、一般にエクスポージャー（トラウマ場面への曝露）を基盤にした治療法では、治療に伴う苦痛が大きいために治療半ばで脱落してしまうケースが少なくなく、またトラウマ記憶の一部または大半が欠損しているためにエクスポージャーができない患者も存在する。一方で、周囲からの対人サポートに乏しい者がPTSDを発症させやすいこと、PTSDの症状が現在の対人関係に大きな影響を与えることなどを考え併せるとき、エクスポージャー技法を用いず、現在の対人関係に注目し社会的サポートを充実させる目的を持つIPTがPTSDに対して効果を発揮することが当然期待される。

本文54ページ、86ページで言及されているPTSDに対する治療効果の比較研究の結果は、二〇一五年になって公表された。IPTはPTSDに対してPEに劣らぬ有効性を持ち、脱落率はIPTの方が低いことが示された（Markowitz, J. C. et al., American Journal of Psychiatry,

172(5): 430-40, 2015)。トラウマ治療におけるＩＰＴの有効性が、ランダム化比較試験によって実証されたのである。

まさにＩＰＴは、〝新しい革袋に古い酒〟。今後のＩＰＴの発展と水島先生の活躍が楽しみである。

水島広子（みずしま・ひろこ）

慶應義塾大学医学部卒業、同大学院修了（医学博士）。慶應義塾大学医学部精神神経科勤務を経て、二〇〇〇年六月～二〇〇五年八月、衆議院議員として児童虐待防止法の抜本改正などに取り組む。一九九七年に共訳『うつ病の対人関係療法』（岩崎学術出版社）を出版して以来、日本における対人関係療法の第一人者として臨床に応用するとともに、その普及啓発に努めている。対人関係療法代表世話人。

現在は対人関係療法専門クリニック院長、慶應義塾大学医学部非常勤講師（精神神経科）。

主な著書に『自分でできる対人関係療法』『対人関係療法でなおすうつ病』『対人関係療法でなおすトラウマ・ＰＴＳＤ』（いずれも創元社）、『拒食症・過食症を対人関係療法でなおす』（紀伊國屋書店）、『怖れを手放す』（星和書店）、『臨床家のための対人関係療法入門ガイド』（創元社）、『自己肯定感、持っていますか？』（大和出版）、『他の人の目が気になる人へ』（光文社）、『それでいい。』『やっぱり、それでいい。』『空気が読めなくても　それでいい。』（いずれも創元社）、『「毒親」の正体』（新潮社）などがある。

ホームページ　http://www.hirokom.org

本書は、二〇一〇年一二月に岩崎学術出版社より刊行された同名の単行本を二〇一五年一二月に創元社より文庫化、それをさらに新装版としたものです。収録にあたり一部、補足・修正しています。

［新装版《しんそうばん》］トラウマの現実《げんじつ》に向《む》き合《あ》う
ジャッジメントを手放《てばな》すということ

二〇二一年四月二〇日　第一版第一刷発行

著　者　水島広子

発行者　矢部敬一
発行所　株式会社　創元社
〈本　社〉〒五四一－〇〇四七
大阪市中央区淡路町四－三－六
電話（〇六）六二三一－九〇一〇㈹
〈東京支店〉〒一〇一－〇〇五一
東京都千代田区神田神保町一－二　田辺ビル
電話（〇三）六八一一－〇六六二㈹
〈ホームページ〉https://www.sogensha.co.jp/
印刷所　株式会社 太洋社

ISBN978-4-422-11762-1 C1011

創元社の **対人関係療法** の本

臨床家のための

対人関係療法入門ガイド

水島広子 著

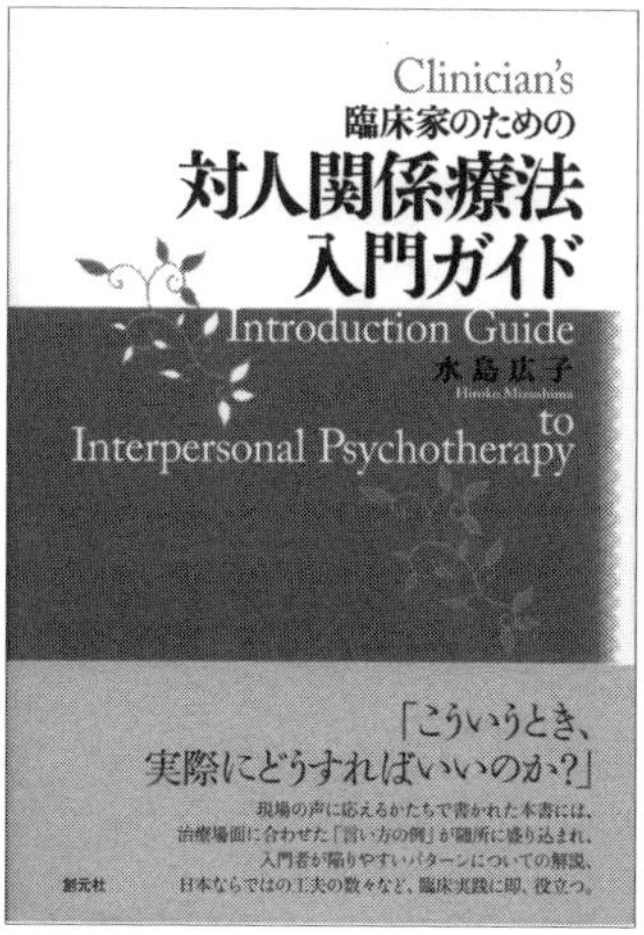

本書では日本における対人関係療法の第一人者である著者が、ワークショップや講演で寄せられた「実際にこういうときにどうすればいいのか」という多くの質問に、実践に即役立つ具体的な会話例を多く取り入れながら応えていく。また、初心者向けに治療の流れをチャート化し、陥りやすい問題点も明らかにする。

定価 2500円＋税　A5判・並製・196頁
ISBN 978-4-422-11424-8 C3011

創元社の **対人関係療法** の本

対人関係療法でなおす うつ病

病気の理解から対処法、ケアのポイントまで

水島広子 著

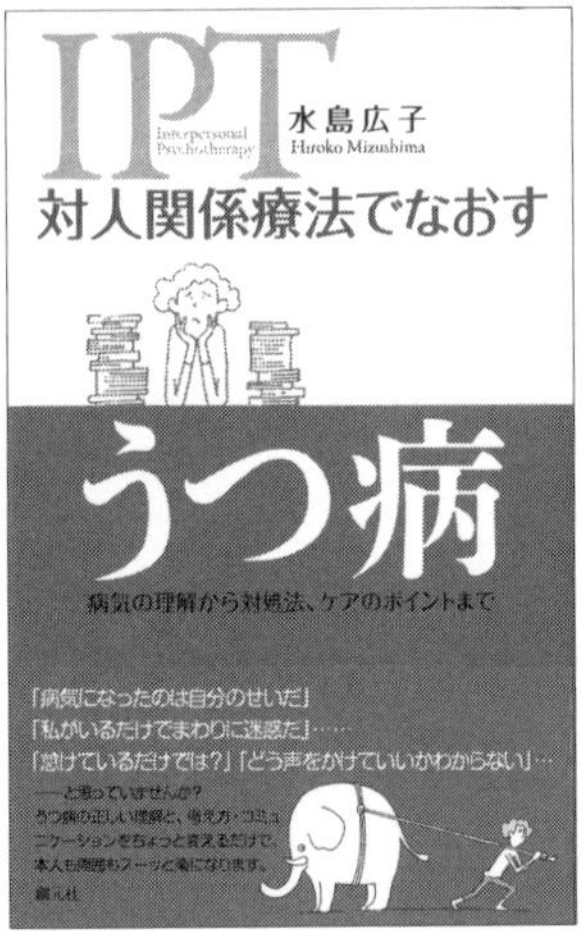

著者は日本の対人関係療法の第一人者。本書は、症例·テーマ別に対人関係療法で対応していくシリーズの第一弾。
まず最初の一冊として、この療法に対して最も需要の高い『うつ病』を取り上げる。病気の正しい理解と対処法を患者および家族や友人、職場の人たちなど、対人関係的な視点を中心に解説し、具体的なアドバイスを示す。うつ病を理解するする書としても、対人関係療法の入門書としても手に取りやすい一冊。

定価1,500円＋税　A5判変型·並製·192頁
ISBN:978-4-422-11461-3　C0311

創元社の **対人関係療法** の本

対人関係療法でなおす トラウマ・PTSD

問題と障害の正しい理解から対処法、接し方のポイントまで

水島広子 著

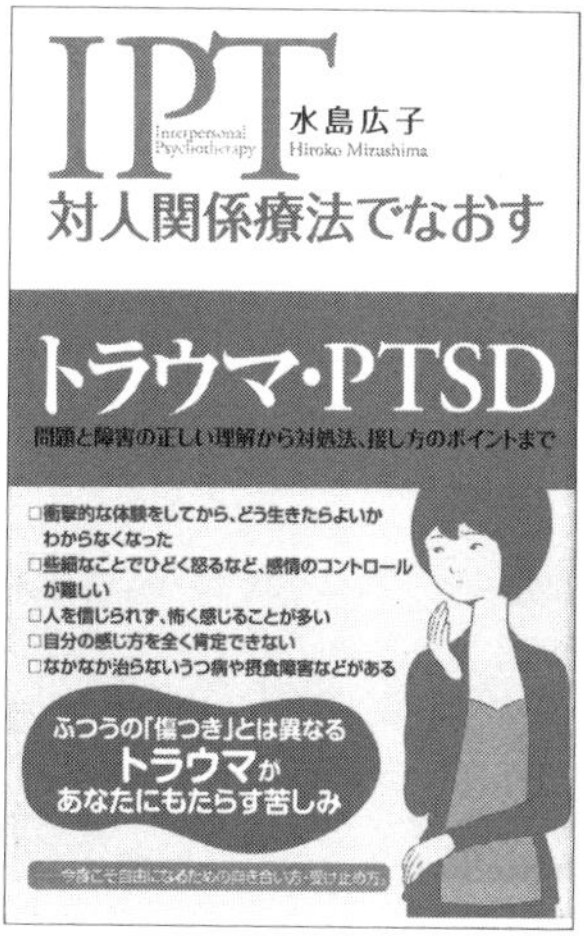

《対人関係療法でなおす》シリーズ第5弾。「トラウマ(心的外傷)」という言葉は今や日常語として使われ、それほど珍しくはない。けれども、そもそもトラウマとは何か、その結果何が起こるのか、どう対処するのが適切なのか、ということについてはまだまだ正確に理解されているとは言えない。本書では「トラウマ・PTSD」の正しい理解と、対人関係療法の視点からの対処法をやさしく解説する。

定価 1,500円＋税　A5判変型・並製・192頁
ISBN：978-4-422-11465-1　C0311